オールカラー

まるごと図解

糖尿病看護
&
血糖コントロール

編著 土方ふじ子　医学監修 河合俊英

照林社

編著者一覧

● **編集**

土方ふじ子
東京都済生会中央病院糖尿病専門病棟 看護師長、糖尿病看護認定看護師

● **医学監修**

河合俊英
東京都済生会中央病院糖尿病・内分泌内科 部長

● **執筆**（執筆順）

金子貴美江
小川赤十字病院看護部 病棟師長、糖尿病看護認定看護師

西郷和枝
温知会会津中央病院看護部 看護師長 病棟管理責任者、糖尿病看護認定看護師

田中聡美
日本私立学校振興・共済事業団東京臨海病院看護部、糖尿病看護認定看護師

佐藤和子
東京都済生会中央病院看護部、糖尿病看護認定看護師

宗村文江
東急株式会社東急病院看護部門 / 医療連携部門 看護師長、糖尿病看護認定看護師、慢性疾患看護専門看護師

菊原伸子
東邦大学医療センター大森病院看護部、糖尿病看護認定看護師、慢性疾患看護専門看護師

土方ふじ子
東京都済生会中央病院糖尿病専門病棟 看護師長、糖尿病看護認定看護師

柏崎純子
昭和大学江東豊洲病院看護部、糖尿病看護認定看護師、慢性疾患看護専門看護師

は じ め に

　糖尿病は、現在の内科的な保存的治療では治癒しない疾患です。その治療の目標は、発症や進展を抑制し、患者さんの QOL や健康寿命を、健康な人と変らないレベルまで維持することです。

　特にわが国の糖尿病患者の大部分を占める 2 型糖尿病（インスリン非依存型糖尿病：NIDDM）は、その発症に生活習慣が大きく関与しており、治療にはまず食事や運動などの日常生活習慣の改善が重要とされています。

　臨床において看護師は、これら糖尿病患者が食事療法、運動療法、薬物療法を生活に取り入れていけるように、セルフケア能力を高める支援を行うための知識や技術を習得する必要があります。加えて、糖尿病の治療は、患者さんが生活のなかで実施していくことを考えると、患者さんを理解すること、そしてその生活を理解して、介入・支援をしていくコミュニケーション技術や、患者さんが行動変容を起こすためのかかわり方など、広い知識を必要とします。糖尿病治療を実践する「鍵」は患者さん自身がもっています。患者さんもチーム医療の一員として、患者さんにとって必要な知識、技術を理解してもらうことは、医療者の責務でもあります。

　本書は、糖尿病の病態やインスリン作用などの細胞レベルから、血糖コントロール、患者さんの面接方法、コミュニケーション、患者理解の方法など、幅広い知識を盛り込み、臨床経験で得た知識といろいろな理論をプラスしました。病態、治療、看護の説明もわかりやすく図解していますので、ぜひ患者教育の場面でも使ってください。糖尿病看護に携わるすべての方に利用していただき、患者さんへの生活支援がより効果的に進められることを期待しています。

　2019 年 10 月

執筆者を代表して

土方ふじ子

CONTENTS

INTRODUCTION データでみる糖尿病患者 ················ 金子貴美江 　iv

本書の特徴と活用法 ·· viii

PART 1 糖尿病って何だろう 　1

糖尿病の全体像 ·· 金子貴美江 　2

糖尿病の原因 ·· 金子貴美江 　6

糖尿病の分類 ·· 西郷和枝 　18

糖尿病の検査・診断 ·· 西郷和枝 　22

PART 2 糖尿病の合併症 　33

糖尿病合併症の全体像 ·· 田中聡美 　34

急性合併症 ·· 田中聡美 　39

　●高血糖昏睡
　（①糖尿病ケトアシドーシス、②高血糖高浸透圧症候群、③乳酸アシドーシス） ··· 40

　●低血糖 ··· 43

慢性合併症 ·· 佐藤和子 　48

　●細小血管合併症
　（①糖尿病神経障害、②糖尿病網膜症、③糖尿病腎症） ························· 49

　●大血管合併症 ·· 52

PART 3 糖尿病の治療　57

糖尿病治療の全体像 ……………………………………… 宗村文江　58

糖尿病の食事療法 ……………………………………… 菊原伸子　64

糖尿病の運動療法 ……………………………………… 菊原伸子　78

糖尿病の薬物療法 ……………………………………… 宗村文江　94

PART 4 糖尿病患者のセルフケア支援　125

糖尿病患者のみかた …………………………………… 土方ふじ子　126

糖尿病患者への効果的なアプローチ ………………… 土方ふじ子　130

糖尿病患者を支援するチーム ………………………… 柏崎純子　135

糖尿病チームにおけるカンファレンス ……………… 柏崎純子　144

索引 ……………………………………………………………………… 148

● 本書で紹介しているアセスメント法、手技等は、著者が臨床例をもとに展開しています。実践により得られた方法を普遍化すべく努力しておりますが、万一本書の記載内容によって不測の事態等が起こった場合、著者、出版社はその責を負いかねますことをご了承ください。
● 本書で紹介している糖尿病の診断・治療等の内容は、出版時の情報をもとに解説しています。常に学会ガイドライン等、最新の情報をご参照ください。
● 本書掲載の写真は著者の提供によるものであり、臨床症例からご家族・患者ご本人の同意を得て使用しています。
● 本書に記載している物品・薬剤等の情報は2019年9月現在のものです。使用にあたっては個々の添付文書や使用説明書をご確認ください。

装丁：小口翔平＋岩永嘉穂（tobufune）　本文デザイン：伊延あづさ（アスラン編集スタジオ）
カバー・本文イラスト：みやよしえ　図版：熊アート　イラスト案協力：松原夏帆　DTP制作：株式会社明昌堂

INTRODUCTION

データでみる糖尿病患者

▶世界の糖尿病人口

世界の糖尿病人口は2045年までに約7億人に

- IDF（International Diabetes Federation：国際糖尿病連合）の発表によると、2017年時点での世界の人口は75億955万人と推定され、219の国と地域における成人（20〜79歳）の糖尿病の患者数は4億2,500万人であり、有病率は8.8％となりました。これは11人に1人が糖尿病患者と推測され、2015年の総患者数（4億1,500万人）より1,000万人増加しています。
- そのうちの2人に1人は未治療であり、日々増加し続ける糖尿病人口は2045年までに約7億人に達すると予測されています。

【世界人口と糖尿病関連の総数・有病率の推移】

	2017年	2045年
世界の総人口	75億955万人	95億人
世界の成人（20〜79歳）人口	48億3,637万人	63億7,000万人
糖尿病の有病率	8.8%	9.9%
糖尿病患者数	4億2,500万人	6億2,860万人
糖尿病での死亡数	400万人	―
糖尿病関連の医療費（20〜79歳）	7,270億USD	7,760億USD*

＊USD：United States dollars

耐糖能異常（予備群）（20〜79歳）

	2017年	2045年
世界の有病率	7.3%	8.3%
予備群の数	3億5,210万人	5億3,160万人

小児1型糖尿病（0〜19歳）

	2017年	2045年
患児数	110万6,500人	―
毎年新たに診断される患児数	13万2,600人	―

International Diabetes Federation: IDF Diabetes Atlas 8th Edition. 2017：41. をもとに作成

✓ IDF Diabetes Atlasとは？

IDF（International Diabetes Federation）が発行するDiabetes Atlasは、2000年に初版発行後、2年に1度、IDFと世界の専門家が協力し、糖尿病患者数、発症率、死亡率、世界・地域・国レベルの医療費支出などのデータを収録しています。

糖尿病患者数の上位3か国は中国、インド、アメリカ

● 国別の糖尿病有病者数は、2013年の発表では日本は上位10か国内の10位にランキングされていましたが、2017年の発表ではランク外となり、他国での糖尿病患者の増加および日本での糖尿病患者の減少が推測されます。

● 最も患者数が多いのは、中国、次いでインド、アメリカとなります。人口の比率も高いのですが、患者数の増加は食生活に影響されていると考えられています。

【世界の糖尿病患者数（成人20〜79歳）上位10か国）】

順位	国		2017年	順位	国		2045年
1	中国		1億1,440万人	1	インド		1億3,430万人
2	インド		7,290万人	2	中国		1億1,980万人
3	アメリカ		3,020万人	3	アメリカ		3,560万人
4	ブラジル		1,250万人	4	メキシコ		2,180万人
5	メキシコ		1,200万人	5	ブラジル		2,030万人
6	インドネシア		1,030万人	6	エジプト		1,670万人
7	ロシア		850万人	7	インドネシア		1,670万人
8	エジプト		820万人	8	パキスタン		1,610万人
9	ドイツ		750万人	9	バングラデシュ		1,370万人
10	パキスタン		750万人	10	トルコ		1,120万人

International Diabetes Federation: IDF Diabetes Atlas 8th Edition. 2017：46. をもとに作成

国別の耐糖能障害者数では日本もトップ10にランクイン

● 予備群の患者数が最も多いのは中国であり、次いでアメリカ、インドネシアとなります。日本は2017年には第7位（1,200万人）で、2045年には第10位（1,030万人）と推測されています。

● 糖尿病の予備群は生活環境の改善などを行い血糖値の調整を行う必要がありますが、予防策をとらず未治療のままで経過すると2型糖尿病に進行するリスクが高いです。

【耐糖能障害者数（糖尿病の予備群）の国別上位10か国】

順位	国		2017年	順位	国		2045年
1	中国		4,860万人	1	中国		5,990万人
2	アメリカ		3,680万人	2	アメリカ		4,320万人
3	インドネシア		2,770万人	3	インド		4,100万人
4	インド		2,400万人	4	インドネシア		3,560万人
5	ブラジル		1,460万人	5	ブラジル		2,070万人
6	メキシコ		1,210万人	6	メキシコ		2,060万人
7	日本		1,200万人	7	ナイジェリア		1,790万人
8	パキスタン		830万人	8	パキスタン		1,670万人
9	タイ		820万人	9	エチオピア		1,410万人
10	ナイジェリア		770万人	10	日本		1,030万人

International Diabetes Federation: IDF Diabetes Atlas 8th Edition. 2017：58. をもとに作成

INTRODUCTION

日本の糖尿病人口

糖尿病が強く疑われる者は年々増加

- 国内では、健康増進法（平成14年法律第103号）に基づいて、国民の身体の状況、栄養素等摂取量および生活習慣の状況を明らかにするとともに、国民の健康増進の総合的な推進を図るための基礎資料を得ることを目的として国民健康・栄養調査が実施されています。
- 2016年（平成28年）の調査結果では「糖尿病が強く疑われる者」は約1,000万人と推計され、1997年（平成9年）以降増加している現状です。また、「糖尿病の可能性を否定できない者」いわゆる糖尿病の予備群も約1,000万人と推計されていますが、2007年（平成19年）以降減少しています。これは、糖尿病の予備群が「糖尿病を強く疑われる者」に移行してしまったことや、国民の健康意識が高まり、糖尿病予防対策が講じられ、糖尿病予備群が減少したと考えられます。

【「糖尿病が強く疑われる者」「糖尿病の可能性を否定できない者」の推計人数の年次推移】

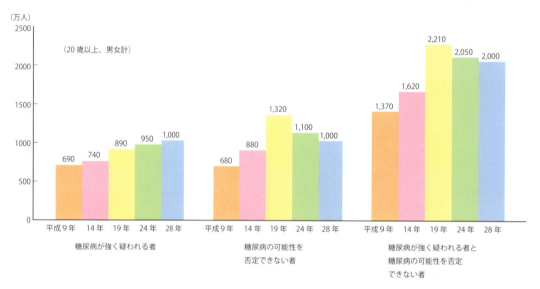

厚生労働省ホームページ：国民健康・栄養調査報告（平成28年）．より引用
https://www.mhlw.go.jp/bunya/kenkou/eiyou/h28-houkoku.html（2019.7.10.アクセス）

> ✓ 「糖尿病が強く疑われる者」
> 「糖尿病の可能性を否定できない者」の判定
>
> ①「糖尿病が強く疑われる者」とは、HbA1c（ヘモグロビンエーワンシー）の測定値がある者のうち、HbA1c（NGSP）値が6.5％以上（平成19年まではHbA1c（JDS）値が6.1％以上）、または「糖尿病治療の有無」に「有」と回答した者
> ②「糖尿病の可能性を否定できない者」とは、HbA1cの測定値がある者のうち、HbA1c値が6.0％以上、6.5％未満（平成19年まではHbA1c（JDS）値が5.6％以上、6.1％未満）で、「糖尿病が強く疑われる者」以外の者

糖尿病が強く疑われる者のうち、治療を受けているのは約8割

- 男女別にみると、2016年（平成28年）では男性で78.7％、女性で74.1％であり、男女とも有意に増加しています。
- 性、年齢階級別にみると、40歳代男性では治療を受けている割合が51.5％と、他の年代よりも大幅に低いことがわかります。

【「糖尿病が強く疑われる者」における治療の状況の年次推移】

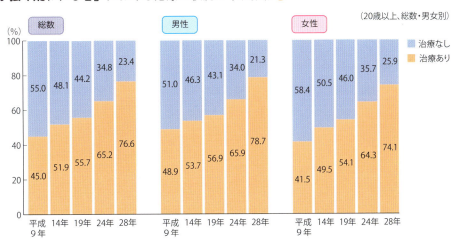

【「糖尿病が強く疑われる者」における治療の状況】
（40歳以上、性・年齢階級別、全国補正値）

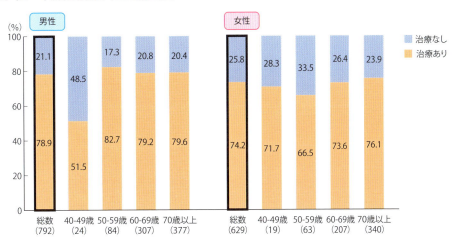

厚生労働省ホームページ：国民健康・栄養調査報告（平成28年）．より引用
https://www.mhlw.go.jp/bunya/kenkou/eiyou/h28-houkoku.html（2019.7.10.アクセス）

文献
1) International Diabetes Federation: IDF Diabetes Atlas 8th Edition. 2017：41, 46, 58.
2) 厚生労働省ホームページ：国民健康・栄養調査報告（平成28年），31-32.
https://www.mhlw.go.jp/bunya/kenkou/eiyou/h28-houkoku.html（2019.7.10.アクセス）
3) 平野勉監，柏崎純子編：第1章 糖尿病の疫学．糖尿病看護ビジュアルナーシング，学研メディカル秀潤社，東京，2015.

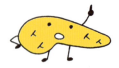

楽しく、しっかり学べる 本書の特徴と活用法

POINT 1 まずは最初から最後まで読んでみよう

PART1～4のどこから読みはじめてもかまいませんが、できれば全体を通して読んでみてください。要点を簡単にまとめているので、1冊読むのにそれほど時間はかからないと思います。

POINT 2 解剖生理と病態は関連づけて学ぼう

「人体の構造・機能」と「疾患」は、つなげて学ぶと理解しやすいです。膵臓にはどのようなはたらきがあるのか、血糖値とは何か、糖尿病を発症するとどうなるのか、正常と異常をしっかり把握しましょう。

POINT 3 検査の知識も身につけよう

慢性疾患の糖尿病は初期症状が現れにくく、早期発見・合併症予防には検査が不可欠です。血液検査、尿検査など、糖尿病にかかわる主な検査の内容や数値の見かたはおさえておきましょう。

POINT 4 疾患だけでなく、患者さんの全体をみよう

食生活の改善や運動、薬の使用など、日々の生活のなかで、自分で取り組まなければ効果が現れないのが、糖尿病の治療です。本書では、治療の全体像をつかみ、患者さん個々の状態を考慮して目標を設定する視点を、図を中心に学ぶことができます。

POINT 5 何度もめくってみよう

一度全体を通して読んだら、難しいと感じた部分を中心に繰り返し読んでみましょう。イラストを眺めるだけでも勉強になります。

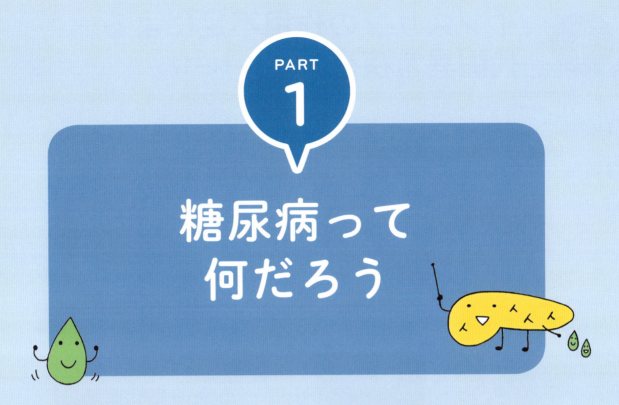

PART 1 糖尿病って何だろう

　糖尿病とはどのような病気でしょうか？「暴飲暴食や運動不足が原因でなる病気？」「糖尿病になると目が見えなくなる？」「足を切る？」「食事も自由にできなくなる？」。こんなイメージをもつ患者さんもいるでしょう。何もわからずに不安を抱きながら糖尿病と向き合う努力をしているかもしれません。

　みなさんは糖尿病について、患者さんにきちんと説明できますか？　糖尿病には発症の成因や患者さんの状態に合わせて、治療の方法などが異なります。糖尿病の患者さんの身体には何が起こっているのでしょうか？　まずは、患者さんの今の状態を把握するために、糖尿病を知ることからはじめましょう。

糖尿病の全体像

POINT 1 インスリンの作用不足による代謝異常疾患 ➡p.11、14〜17

▶糖尿病は生活習慣病の代表といわれ、インスリン分泌障害やインスリン抵抗性などのインスリンの作用不足により、==慢性高血糖状態を主徴とする代謝疾患==です。
▶糖代謝だけではなく、脂質、タンパク質を含む、==ほとんどすべての代謝系に異常をきたします。==

糖尿病の発症と全身への影響

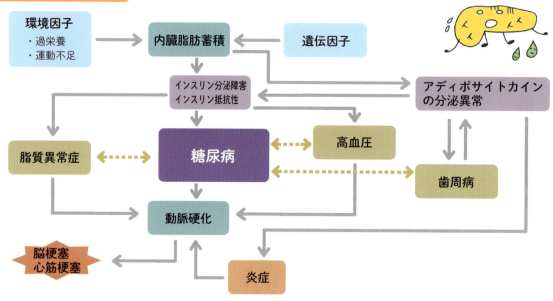

POINT 2 全身にさまざまな合併症を引き起こす ➡PART2

▶適切な治療や自己管理が行えず放置された場合、糖尿病神経障害や糖尿病網膜症、糖尿病腎症など、さまざまな合併症を引き起こすことがあります。
▶合併症を発症し、進行・悪化すると、失明のリスクが高まったり、透析治療が必要になるなど重症化し、患者さんのQOL（生活の質）を著しく低下させてしまいます。
▶脳卒中、虚血性心疾患などの心血管疾患の発症リスクも高めます。

糖尿病の慢性合併症の全体像　[→ p.49]

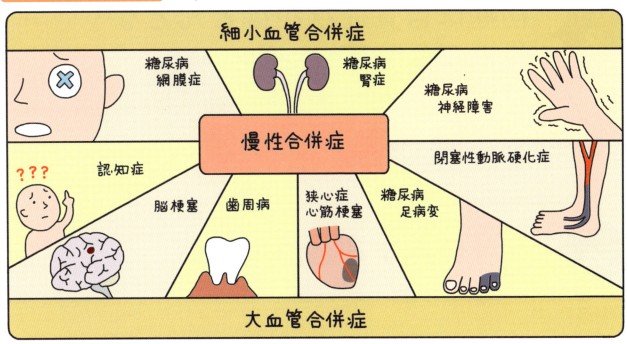

糖尿病の急性合併症の全体像　[→ p.39]

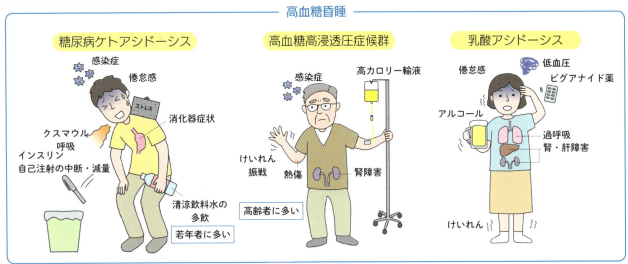

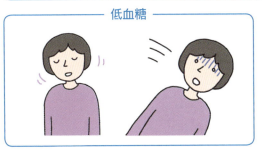

糖尿病の合併症には急性のものもあり、急激な血糖値の変化が契機となり発症します。

> 糖尿病の全体像

POINT 3　初期は自覚症状がほとんどなく見過ごしやすい　➡p.26、38

▶糖尿病の初期は無症状であるため、病気の発症に気づかず、健康診断で指摘されるケースがほとんどです。糖尿病の治療だけではなく、糖尿病を発症する前段階での一次予防が大切です。

POINT 4　一度発症すると治らない

▶病型や症状に応じて治療内容は異なりますが、一度発症すると治癒することはなく、糖尿病とともに人生を歩むこととなります。

▶治癒は難しいですが、健康な人と変わらない日常生活の質を維持することはできます。そのためにも、血糖、体重、血圧など、全身の良好なコントロール状態を維持し、合併症の発症・進展を阻止することが重要です。

POINT 5　患者数は急速に増加している　➡iv〜vii

▶日本の糖尿病患者数は、戦後の欧米化した食事などの生活習慣と、車の保有台数の増加や交通手段の発達からの運動不足、ストレス社会環境の変化に伴い、急速に増加しています。

▶平成28年（2016年）の厚生労働省による国民健康・栄養調査では「糖尿病が強く疑われる者」「糖尿病の可能性を否定できない者」合わせて、約2,000万人と推計されています。

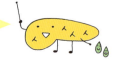

定期的な検査で早期発見！

POINT 6 病型は4つに分類される →p.18

▶糖尿病の病型は、大きくは1型糖尿病、2型糖尿病、その他の特定の機序、疾患によるもの、妊娠糖尿病の4つに分類されます。
▶日本の糖尿病患者の約95％は、2型糖尿病といわれています。

PART 1 糖尿病って何だろう

POINT 7 治療の基本は生活習慣の改善 →PART3

▶糖尿病の治療は、食事療法、運動療法が基本です。それでも改善できない場合はさらに薬物療法を追加して行います。

POINT 8 チーム医療による支援、正しいセルフケアの教育が大切 →PART4

▶糖尿病の場合、食生活の改善や運動、薬の使用など、日々の生活のなかで、患者さん自身が治療に取り組まなければ効果が現れません。
▶医師、看護師、理学療法士、薬剤師、栄養士など、各専門の医療者がチームとなって患者さんを支える必要があります。

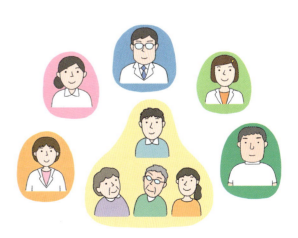

糖尿病の原因

エネルギー源となるブドウ糖は血液によって全身に送られる

ブドウ糖は、人間が生きていくうえで最も重要なエネルギー源です。

食事（食物）を通して取り込まれた糖質は、消化酵素のはたらきで、ブドウ糖（グルコース）、果糖（フルクトース）に分解され、小腸から吸収されます。その後ブドウ糖は血液に溶け込み、肝臓へと送られ、肝臓でグリコーゲンとして貯蔵されますが、一部は筋肉に送られエネルギー源となったり、グリコーゲンとして貯蔵されます。さらに残ったブドウ糖は、中性脂肪となり、脂肪組織に蓄えられます。

このような糖質の体内での変化の過程を**糖代謝**といいます。

血液中に含まれる糖質

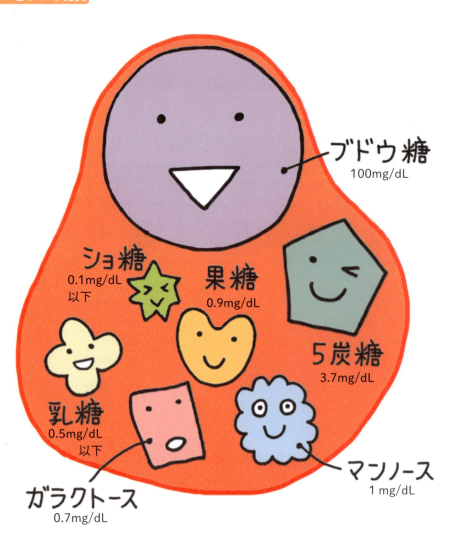

ブドウ糖 100mg/dL
ショ糖 0.1mg/dL 以下
果糖 0.9mg/dL
5炭糖 3.7mg/dL
乳糖 0.5mg/dL 以下
ガラクトース 0.7mg/dL
マンノース 1mg/dL

血液中には通常、およそ100mg/dLのブドウ糖が含まれています。

糖代謝のイメージ

❶ ごはんなどの炭水化物を摂取する
口から入ったごはんやパンなどの炭水化物（糖質）は、胃や腸で消化される

❷ ブドウ糖として小腸で吸収
消化された糖質はブドウ糖（グルコース）に分解され、小腸で吸収されて血液中に

※p.7、8、12〜15の図はイメージです。糖やインスリンの流れをわかりやすく示すためのものであり、臓器などの位置は正確な解剖図とは異なります。

❸ ブドウ糖は全身へ
ブドウ糖は血流にのって、肝臓や筋肉、脂肪などの組織に運ばれる

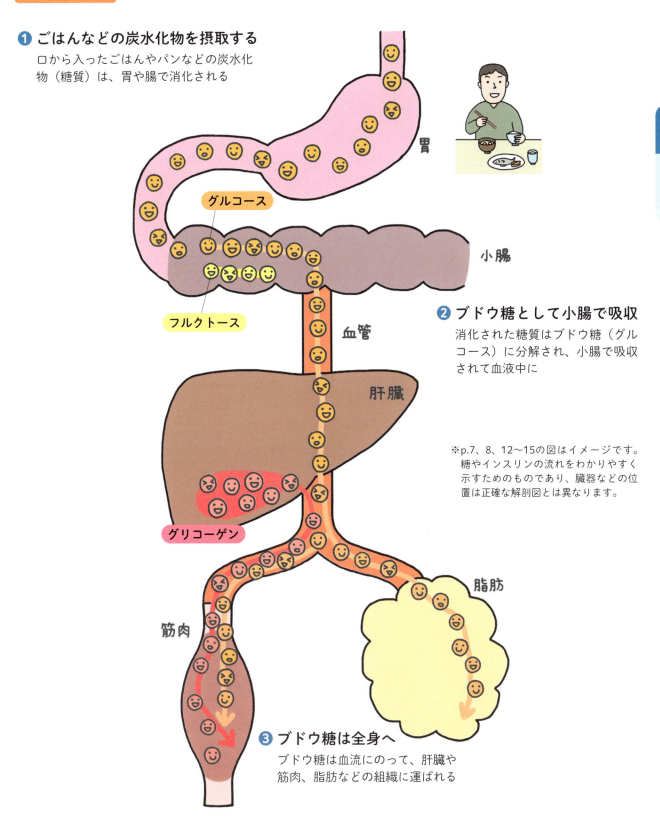

PART 1　糖尿病って何だろう

糖尿病の原因

POINT 2 血液中のブドウ糖が増えると膵臓からインスリンが分泌される

ブドウ糖の流れを調節するのは、インスリンです。糖代謝における血中のグルコースが増える（血糖値が上昇する）と、膵臓からインスリンが分泌されます。

インスリンは、筋肉や脂肪組織へのグルコースの取り込みを促進し、血糖値を下げます。このインスリンのはたらきにより、食後の過剰なエネルギーは肝臓、筋肉、脂肪組織に一時的に蓄積され、血糖値をコントロールしています。

インスリンは、1921年BantingとBestにより発見されたホルモンです。

膵臓とインスリン

- 膵臓は胃の裏側にあり、長さ15cm、重さ70〜120ｇの細長い形をしている
- 膵臓にはランゲルハンス島という細胞の集まりが約100万個あり、その中にはA細胞（α細胞）とB細胞（β細胞）がある
- インスリンは、β細胞で生成・分泌され、門脈を通り肝臓に達し、肝静脈を経て全身の組織に送られる

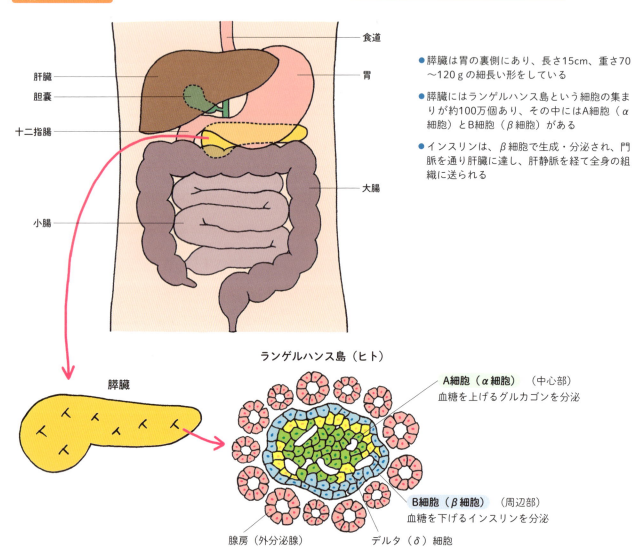

ランゲルハンス島（ヒト）

A細胞（α細胞）（中心部）
血糖を上げるグルカゴンを分泌

B細胞（β細胞）（周辺部）
血糖を下げるインスリンを分泌

腺房（外分泌腺）　デルタ（δ）細胞

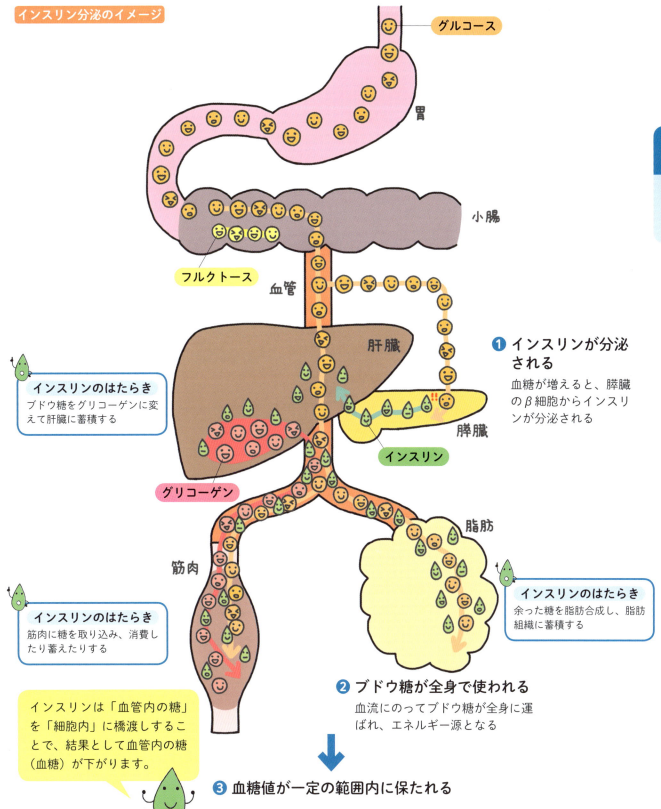

糖尿病の原因

膵β細胞は、血糖値の変化をすばやくキャッチしてインスリン分泌量を調整する

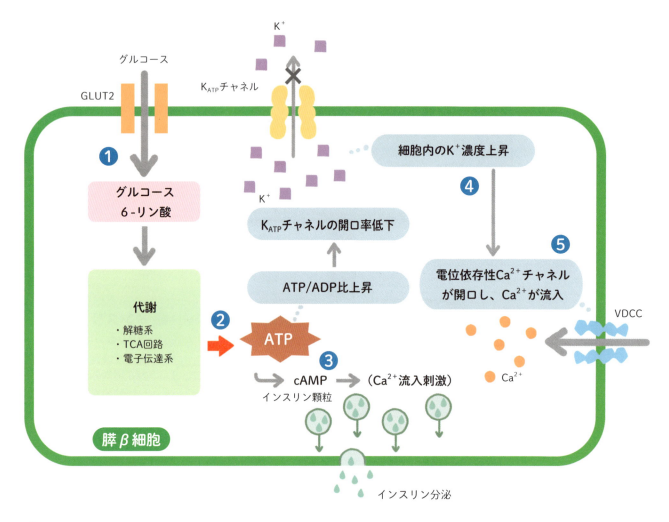

❶ ブドウ糖は膵β細胞の膜表面にある糖輸送体GLUT2を通して細胞内に取り込まれる。

❷ 細胞内に取り込まれたブドウ糖は、グルコキナーゼなどの解糖系酵素のはたらきにより、グルコース6-リン酸に代謝され、TCA回路を経て代謝されるATP（アデノシン3リン酸）が産生される。

❸ 産生されたATPは、cAMP経路などを経て、インスリン合成を刺激し細胞内のプロインスリン（インスリンの前駆体）を産生する。

❹ ATPによりATP依存性Kチャネルを閉鎖し細胞膜が脱分極する。

❺ その結果、電位依存性Ca^{2+}チャネルが活性化し細胞内へCa^{2+}が流入し、膵β細胞のCa^{2+}濃度が高くなり、インスリンの分泌が引き起こされる。

POINT 3 糖尿病→インスリンが うまくはたらかない もしくは きちんと出ない

1型糖尿病は、インスリンを分泌する膵臓のβ細胞が破壊されて起こります。

生活習慣が関係して発症する2型糖尿病の原因は、大きく2つに分けられます。原因の1つは、インスリンのはたらきが悪くなる**インスリン抵抗性**、もう1つは、インスリンの分泌量が少なかったり、分泌のタイミングが遅い**インスリン分泌障害**です。

1 インスリン抵抗性

▶ インスリン分泌は保たれているが、インスリンの効きが悪く、肝臓や筋肉、脂肪細胞にブドウ糖を取り込みにくい状態になる。

▶ 多くは生活習慣などの環境要因に関連し、肥満や運動不足、加齢などが原因とされている。

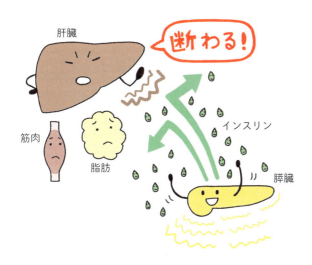

2 インスリン分泌障害

▶ 膵β細胞からのインスリン分泌が減少した状態であり、インスリンを分泌する能力は遺伝的要因と関連している。

▶ 多くは糖尿病発症以前から低下しており、糖尿病診断時には健常者の半分程度まで低下しているとされている。

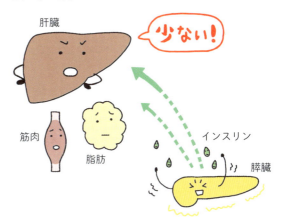

2型糖尿病は、生活習慣の乱れにインスリンの抵抗性や分泌障害が重なり、発症すると考えられています。

糖尿病の原因

POINT 4 血糖値は糖の流れによって規定される

　糖の流れは、膵臓からのインスリン分泌と、その作用を受けるための臓器の糖取り込みによってコントロールされています。このため血糖値は食間・夜間では正常域に保たれ、食後一時的に上昇した血糖値は、すみやかに正常値へ回復します。

健康な人の糖の流れ

▶脳や赤血球などのインスリン非依存組織において利用されるブドウ糖と同量のブドウ糖が肝臓からつくられ（糖産生）、血糖値は一定に保たれている。
▶血糖が上昇しすぎないようバランスを維持するため、持続的に少量のインスリン分泌を必要とする。

↓
インスリン基礎分泌

①空腹時

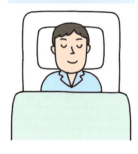

❷ 血糖値に見合ったインスリンが分泌されている（インスリン基礎分泌）

❻ インスリン基礎分泌により制御された肝臓の糖の放出率と、基礎分泌により刺激された全身での糖取込率がつり合って、血糖値は正常に保たれている

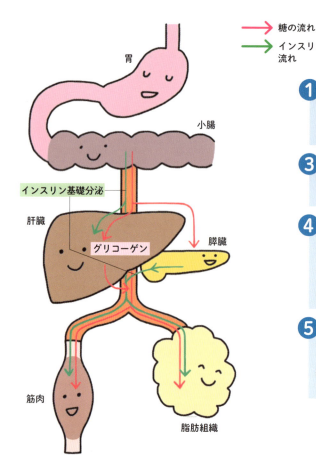

→ 糖の流れ
→ インスリンの流れ

❶ 食物による血中への糖の流入はなく血糖値は一定範囲内にある

❸ 肝臓の糖の取込率は一定に保たれている

❹ 血糖値を一定に保つため、肝臓は糖を放出するが、インスリン基礎分泌があるため、その放出は制御されている

❺ インスリン基礎分泌により刺激され、筋・脂肪組織での糖の取込率は制御されている

▶炭水化物など摂取した食物はブドウ糖に分解され、腸管から吸収され、門脈を通じ肝臓に流入する。
▶その後大循環に達し血糖値が上昇する。このときに、インスリンが追加で分泌される。

↓

インスリン追加分泌

②食事摂取後

2 血糖値上昇を受け、瞬時にインスリン追加分泌が起こる

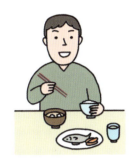

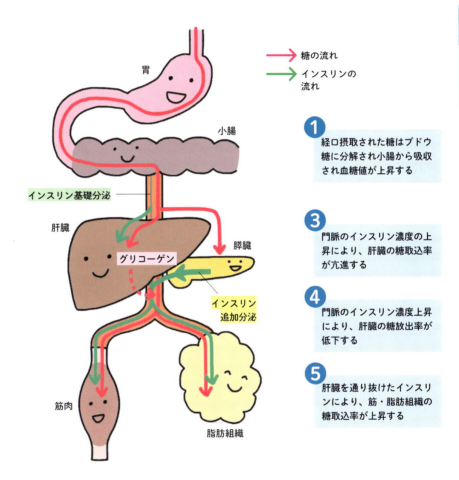

1 経口摂取された糖はブドウ糖に分解され小腸から吸収され血糖値が上昇する

3 門脈のインスリン濃度の上昇により、肝臓の糖取込率が亢進する

4 門脈のインスリン濃度上昇により、肝臓の糖放出率が低下する

5 肝臓を通り抜けたインスリンにより、筋・脂肪組織の糖取込率が上昇する

6 肝臓を通り抜けた糖により、末梢血管中の血糖値は上昇するが、インスリンによる筋・脂肪組織への糖取込率も上昇するため、血糖値は元の値に回復する

このインスリン分泌により、血糖値の上昇が抑えられます。

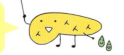

糖尿病の原因

POINT 5 糖尿病になると、高血糖・インスリン分泌低下・抵抗性増強の悪循環に陥る

糖尿病状態になると、インスリンのはたらきにより血糖値はコントロールされていますが、血糖値が高くなると糖毒性によりインスリン分泌が低下します。**高血糖とインスリン分泌低下・インスリン抵抗性増強の悪循環に陥ります。**

2型糖尿病患者の糖の流れ

▶肝臓でのインスリン抵抗性により糖産生が亢進する。
▶はじめのころはインスリン基礎分泌も保たれて血糖値の上昇を抑えるが、インスリン基礎分泌の低下などが原因で空腹時の血糖値が高くなる。

①空腹時

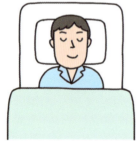

❷ 徐々に血糖値に見合ったインスリンが正常に分泌されなくなる（インスリン分泌障害）

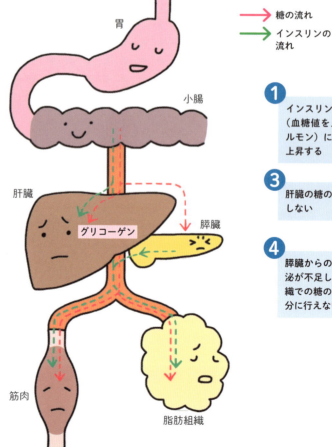

❶ インスリン拮抗ホルモン（血糖値を上昇させるホルモン）により血糖値は上昇する

❸ 肝臓の糖の取込率は上昇しない

❹ 膵臓からのインスリン分泌が不足し、筋・脂肪組織での糖の取り込みは十分に行えない

▶インスリン基礎分泌機能の障害や分泌低下・インスリン分泌遅延・インスリン抵抗性などにより、血糖値は著しく上昇する。

②食事摂取後

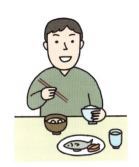

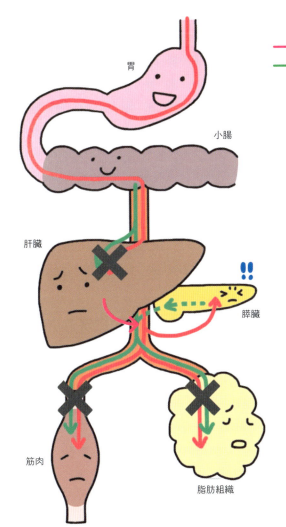

❶ 経口摂取された糖はブドウ糖に分解され小腸から吸収され血糖値が上昇する

❷ 血糖値上昇を受けても、インスリンが正常に分泌されない（インスリン分泌障害）インスリン分泌のタイミングがずれる（インスリン分泌遅延）

❸ インスリン抵抗性などにより肝臓の糖取込率は低下する

❹ 膵臓からのインスリン分泌が低下（分泌されない）

❺ インスリンがはたらかないため、筋・脂肪組織へ糖は取り込まれない

PART 1　糖尿病って何だろう

もっと知りたい！　血糖値を調節するホルモン

血糖値を上昇させるホルモンには、膵臓から分泌されるグルカゴン、副腎髄質からのエピネフリン（アドレナリン）、副腎皮質からのコルチゾール、下垂体からの下垂体ホルモン（成長ホルモン）などがあります。一方、血糖値を下げるホルモンは、膵臓から分泌されるインスリンだけです。

糖尿病の原因

糖の流れ（健常者と2型糖尿病患者の違い）

	健常者	2型糖尿病患者
❶食事からの血中への糖の流入	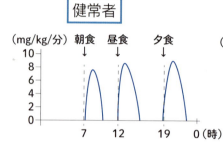	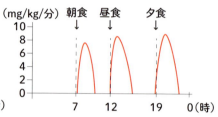
❷肝臓の糖の放出率	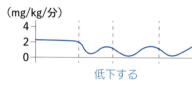低下する	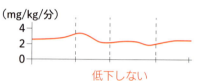低下しない
❸肝臓の糖の取込率	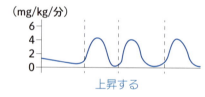上昇する	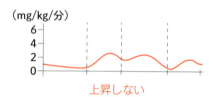上昇しない
❹筋・脂肪組織の糖の取込率	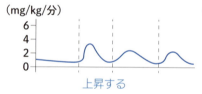上昇する	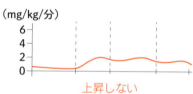上昇しない
❺血糖値	一定（正常）	上昇する
❻インスリン分泌動態（瞬時のインスリン分泌）	上昇する	上昇しない

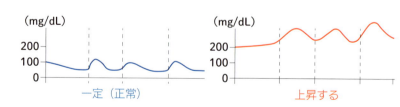
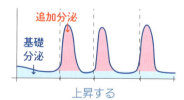
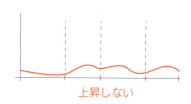

インスリンが正常にはたらいた場合（健常者）

血液中のブドウ糖は、インスリンのはたらきで肝臓からの放出を抑え、筋肉や脂肪組織に送られ、血管内には必要なブドウ糖が残る。

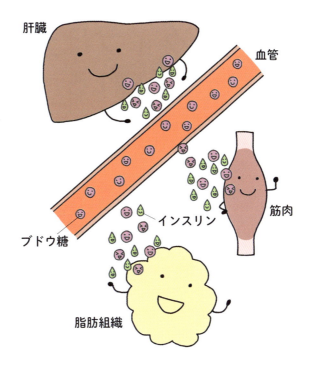

インスリンが正常にはたらかないと…（糖尿病患者）

インスリンがはたらかないと肝臓からのブドウ糖の放出が増えるとともに、筋肉や脂肪組織にも取り込まれなくなり、血液中にブドウ糖が多くなる。

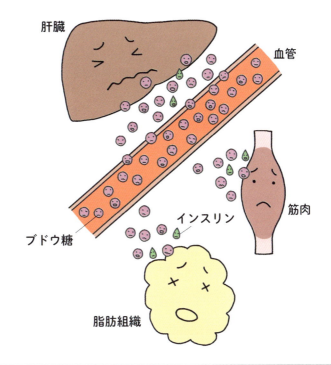

文献
1）河盛隆造総監修，久保田稔，江川隆子監修：合併症を未然に防ぐ糖尿病の治療とケア．医学芸術社，東京，2004．
2）平野勉監，柏崎純子編：糖尿病看護ビジュアルナーシング．学研メディカル秀潤社，東京，2015．
3）医療情報科学研究所編：病気が見えるvol.3 糖尿病・代謝・内分泌 第4版．メディックメディア，東京，2014．
4）日本糖尿病学会編・著：糖尿病治療ガイド2018-2019．文光堂，東京，2018．

糖尿病の分類

> **POINT 1** 糖尿病のタイプは大きく4つに分類される

糖尿病と糖代謝異常の成因分類としては、1型、2型、その他の特定の機序、疾患によるものと、妊娠糖尿病の4つがあります。

糖尿病と糖代謝異常の成因分類

糖尿病

- **1型糖尿病** [→p.19]
  膵β細胞の破壊。通常は絶対的インスリン欠乏に至る
  A. 自己免疫性
  B. 特発性

- **2型糖尿病** [→p.20]
  インスリン分泌低下を主体とするものと、インスリン抵抗性が主体で、それにインスリンの相対的不足を伴うものなどがある

- **その他の特定の機序、疾患によるもの**
  A. 遺伝因子として遺伝子異常が同定されたもの
     （ミトコンドリア異常による糖尿病などは遺伝子レベルで原因が究明されている）
  B. 内分泌疾患による糖尿病や薬剤性糖尿病
     （慢性膵炎や甲状腺機能亢進症などインスリン拮抗ホルモンのはたらきや血糖上昇をきたす薬剤によって引き起こされた糖尿病など）

- **妊娠糖尿病** [→p.21]
  妊娠中にはじめて発見または発症した糖尿病に至っていない糖代謝異常と定義されている。

  > 75gOGTTにおいて次の基準の1点以上を満たしている場合に診断する
  > ・空腹時血糖値≧92mg/dL
  > ・1時間値≧180mg/dL
  > ・2時間値≧153mg/dL

  ※妊娠中の明らかな糖尿病、妊娠前にすでに糖尿病と診断されている糖尿病合併妊娠は含めない。

※「その他の特定の機序、疾患によるもの」の詳細、「妊娠糖尿病」の診断基準については、『糖尿病治療ガイド 2018-2019』[1]を参照してください。

POINT 2 1型糖尿病 →ほとんどインスリンが出せない

原因

▶インスリンを合成・分泌する膵ランゲルハンス島のβ細胞の破壊により発症し、インスリンの絶対的欠乏に至る。

自己免疫性1型糖尿病（1A型）
▶自己免疫機序によって膵β細胞が破壊されて発症する。
▶発病早期から血清中の膵島関連自己抗体［GAD抗体、IA-2抗体、膵島細胞抗体（IAA）など］の陽性率が高く証明されやすい。

特発性1型糖尿病（1B型）
▶自己抗体などの自己免疫機序の証明ができないままインスリン依存状態に陥る。

劇症1型糖尿病（自己抗体が発症当初は陰性）
▶高血糖症状発現後、1週間前後でケトアシドーシスに陥る。

緩徐進行1型糖尿病（自己抗体は陽性）
▶β細胞破壊が緩徐に進行し、徐々にインスリン依存状態に至る。

1型糖尿病のメカニズム

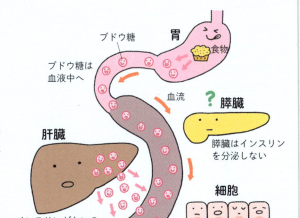

特徴

▶痩せ型の若年者に多く、好発年齢は8～12歳で思春期にピークがある。日本での有病率は1万人あたり1.5～2人で世界的には少ない。
▶HLA（組織適合抗原）などの遺伝因子の関与が大きい。
▶ウィルス感染（ムンプス・EBウィルスなど）などの環境因子が関与を示唆する報告もあるが、現在確立されたものではない。
▶急激な激しい口渇や全身の倦怠感、腹痛などからケトーシス、ケトアシドーシスに陥りやすく、発症時の血糖値が300mg/dLを超えることが多い。
▶インスリン絶対的欠乏によってインスリン療法が必要になる。

ここもチェック！ 寛解期（ハネムーン期間）

1型糖尿病の発病早期にインスリン療法によって血糖コントロールが改善した際に、一時的にインスリン治療を離脱や減量できる状態になることをいいます。

| 糖尿病の分類

POINT 3 　2型糖尿病
→日本の糖尿病患者の約95％

原因

- ▶遺伝的素因に加齢、過食、運動不足、肥満など、生活習慣が影響する環境因子が加わって発症する。
- ▶糖尿病家族歴を認めることも多い。
- ▶高血糖が持続することによってインスリン分泌低下とインスリンの抵抗性が生じ、インスリンの作用不足を惹起し、糖毒性による糖代謝状態に悪循環をもたらし発症する。

2型糖尿病のメカニズム

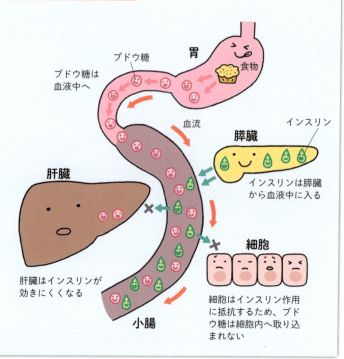

特徴

- ▶膵β細胞の数が減少する。
- ▶日本人の糖尿病有病率は2型糖尿病が多い。
- ▶発症率は40歳以降が多いとされてきたが、最近は小児や若年者の発症も増えつつある。
- ▶未治療のまま放置していたり、糖質を含む清涼飲料水の多飲などで糖代謝が悪化したり、感染などが合併することでケトアシドーシスをまねくと、一時的にインスリン依存状態になることがある。
- ▶膵島関連自己抗体は陰性である。

> **もっと知りたい！** 　**糖毒性**
>
> 　高血糖が持続していると、高血糖そのものが膵β細胞のインスリン分泌能を低下させ、インスリン抵抗性とインスリン分泌障害を助長し、さらに高血糖状態をまねきます。

POINT 4 妊娠中の高血糖は子どもにも悪影響を及ぼす

女性の場合、妊娠中にはじめて発見または発症した糖尿病に至っていない糖代謝異常の妊娠糖尿病（gestational diabetes mellitus：GDM）や、糖尿病合併妊娠など特殊な病態もあります。

❶ 妊娠糖尿病（GDM）

妊娠するとインスリン拮抗ホルモンであるプロゲステロン、プロラクチン、胎盤性ラクトゲンなどが胎盤形成のために増加し、インスリン抵抗性が強まります。もともとインスリン分泌が少なかったり、糖尿病家族歴、肥満、過度の体重増加、尿糖陽性、巨大児出産既往、高齢（≧35歳）出産などで妊娠糖尿病を発症することがあります。

ほとんどの例では、分娩後に糖代謝異常は改善します。

❷ 糖尿病合併妊娠

妊娠前から糖尿病が存在している妊婦の糖代謝異常です。GDMに比べ胎児に奇形を生じるリスクが高く、高血糖は胎児の奇形の主な原因です。妊娠8週（受胎後7週）までに奇形の有無は決定されることから、妊娠前の血糖コントロールが大切です。

母体に与える影響

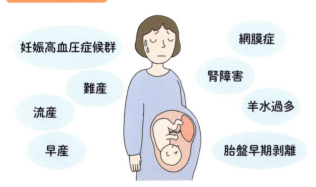

胎児に与える影響

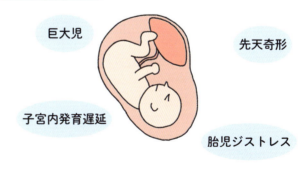

このようなリスクを防ぐためにも、糖尿病の予防が重要です。妊娠中の血糖コントロールは、母体や児の合併症を予防するために厳格に行います。朝食前血糖値70～100mg/dL、食後2時間値120mg/dL未満、HbA1cは6.2％未満を目標とします[1]。

文献
1）日本糖尿病学会編・著：糖尿病治療ガイド2018-2019. 文光堂, 東京, 2018：99-101.
2）日本糖尿病療養指導士認定機構編・著：糖尿病療養指導ガイドブック2019. メディカルレビュー社, 東京, 2019：148.

糖尿病の検査・診断

POINT 1 血糖値とHbA1cで早期発見・早期診断

　糖尿病は、インスリンの作用不足によって慢性の高血糖状態が続く代謝症候群です。はじめは自覚症状が乏しく、進行につれて口渇、多飲、多尿、体重減少、易疲労感などの特有の症状が現れます。**糖尿病は高血糖が慢性に持続していることを証明しなければ診断できません。**糖尿病を疑う場合には、血糖値とヘモグロビンA1c（HbA1c）を測定します。

糖尿病の診断ポイント

- 診断基準を満たす持続性高血糖が確認された場合
- 糖尿病特有の症状
  ①口渇、多飲、多尿、易疲労感など
  ②比較的短時間での体重減少など
- 糖尿病網膜症の存在

糖尿病の臨床診断フローチャート

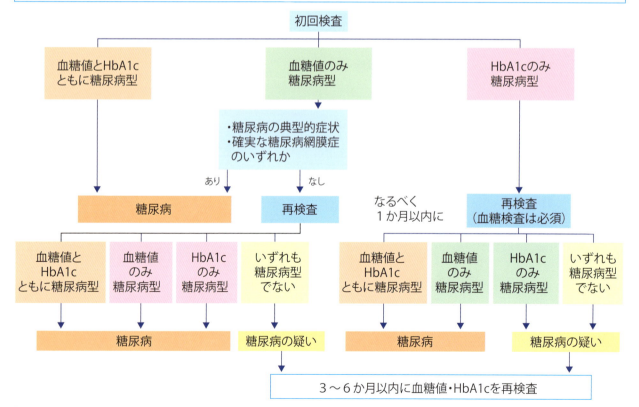

糖尿病学会：糖尿病の分類と診断基準に関する委員会報告（国際標準化対応版）．糖尿病 2012；55（7）：494.より一部改変して転載

初回検査で、血糖値とHbA1cが「糖尿病型」の基準［→p.25］を超えている場合	➡ 糖尿病と診断
再検査で、血糖値とHbA1cのいずれも「糖尿病型」が再確認された場合	➡ 糖尿病と診断
「糖尿病型」の判定項目［→p.25］が確認された場合	➡ 初回検査のみでも糖尿病と診断
血糖値が「糖尿病型」を示し、口渇、多飲、多尿、体重減少などの典型的な症状があった場合や、糖尿病網膜症が存在している場合	➡ 初回検査だけでも糖尿病と診断
検査した血糖値やHbA1cが「糖尿病型」の判定基準以下であっても、過去に「糖尿病型」を示した検査データの資料がある場合や、「糖尿病型」の判定項目①や②の記録の存在がある場合	➡ 糖尿病の疑いあり

HbA1cの採血は保険適用では月1回に限ります。同じ月のうち保険診療では1回以上算定はできません。

別の日に再検査した場合、血糖値の基準を満たしていることが必要であり、HbA1cのみの反復検査では診断は不可とされています。

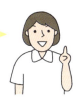

PART 1 糖尿病って何だろう

糖尿病の検査・診断

POINT 2 判定基準により、糖尿病型・正常型・境界型に分類される

空腹時血糖値や随時血糖値あるいは HbA1c 測定で判定が確定できないときに、糖尿病かどうかを判断する際、**75g 経口ブドウ糖負荷試験（75gOGTT）**※ を推奨する場合があります [→ p.28]。

75gOGTT 試験で糖尿病型にも正常型にも属さない群を**境界型**と判定します。**将来的に糖尿病に移行する可能性が高い**です。

境界型は空腹時血糖値 75gOGTT 2 時間値により、IFG（空腹時血糖異常）・IGT（耐糖能異常）・IFG＋IGT に分類されます。境界型の場合、早期から動脈硬化を予防するためにも生活習慣の是正や糖尿病に準じた治療介入を継続します。

※75gOGTTは必須の検査ではなく、判定に活用するため、著しい高血糖が推測される場合はさらに高血糖を引き起こす場合があり、試験を実施する前の空腹時血糖値や随時血糖値を測定しておきます。

空腹時血糖値および75gOGTTによる糖尿病の判定区分

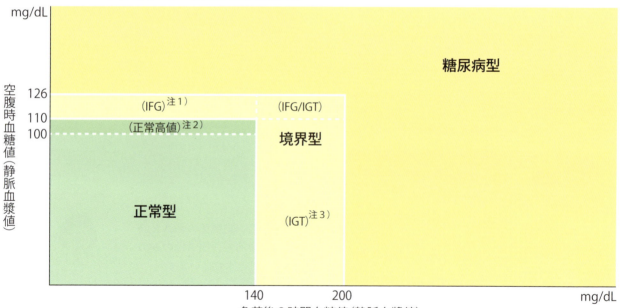

注1）IFGは空腹時血糖値110～125mg/dLで、2時間値を測定した場合には140mg/dL未満の群を示す（WHO）。ただしADAでは空腹時血糖値100～125mg/dLとして、空腹時血糖値のみで判定している。
注2）空腹時血糖値が100～109mg/dLは正常域であるが、「正常高値」とする。この集団は糖尿病への移行やOGTT時の耐糖能障害の程度からみて多様な集団であるため、OGTTを行うことが勧められる。
注3）IGTはWHOの糖尿病診断基準に取り入れられた分類で、空腹時血糖値126mg/dL未満、75gOGTT 2 時間値140～199mg/dLの群を示す。

日本糖尿病学会編・著：糖尿病治療ガイド2018-2019. 文光堂, 東京, 2018；25. より転載

糖尿病型

▶初回の検査で①から④のいずれかを認めた場合は「糖尿病型」と診断される。

①早朝空腹時血糖値126mg/dL以上
②75gブドウ糖負荷試験（75gOGTT）2時間値200mg/dL以上
③随時血糖値200mg/dL以上
④HbA1c 6.5％以上

正常型

①早朝空腹時血糖値110mg/dL未満
②75gOGTT 2時間値140mg/dL未満

▶正常型であっても75gOGTT 1時間値180mg/dL以上のものは境界型に準じ経過観察する。
▶空腹時血糖値が100～109mg/dLは「正常高値」として75gOGTTを勧める。

境界型

▶正常型にも糖尿病型にも属さないものを境界型とする。

①早朝空腹時血糖値110～125mg/dLのもの（IFG）
②75gOGTT 2時間値140～199mg/dLのもの（IGT）

IFG：impaired fasting glucose「空腹時血糖異常」
IGT：impaired glucose tolerance「耐糖能異常」

日本糖尿病学会編・著：糖尿病治療ガイド2018-2019. 文光堂, 東京, 2018：21, 25. より改変して転載

> 境界型では糖尿病を発症するリスクが高く、動脈硬化の発症予防も含めた生活習慣の是正が必要です。年に1、2回は、代謝状態を評価する受診および検査を勧めます。

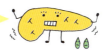

あわせて知りたい！ インスリン分泌指数

　インスリン分泌指数の評価も有効です。血中インスリンを合わせて測定し、糖負荷30分間のインスリン増加量／血糖増加量を測定します。0.4以下では糖尿病発症リスクが高いと評価します。

糖尿病の検査・診断

POINT 3 定期的な検査で、合併症の予防・早期発見

　糖尿病の診断をするまでにもいくつかの検査がありますが、糖尿病の治療を継続していくなかでも定期的な検査が必要です。血糖コントロール状況の把握、合併症の早期発見や予防、進行の早期発見につながります。

糖尿病の検査・診断の流れ

健康診断の結果で、糖尿病の検査を受けるように言われました。

病歴聴取・身体所見を確認
空腹時血糖値とHbA1cを測定
または75g経口ブドウ糖負荷試験などの検査を実施する

糖尿病の臨床診断フローチャート
［→p.22］を参考に検査・診断

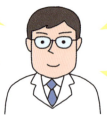

「2型糖尿病」です。
血糖コントロールが良好に保てることが目標になります。

治療を継続して合併症を予防することが大切です。情報提供や相談に応じられるよう私たち医療スタッフがサポートします。

治療、管理のために定期的に検査を実施します。

検査の目的は、そのつど説明していきます。

糖尿病で実施する主な検査

	検査項目	正常値[※1]
尿検査	尿糖	陰性（−）
	1日尿中Cペプチド排泄量	40〜100μg/日以上
	尿ケトン	陰性（−）
	タンパク尿	陰性（−）
	尿中クレアチニン濃度	男　20〜26mg/kg/日 女　14〜22mg/kg/日
	微量アルブミン尿	30mg以下/日 20μg以下/分
	尿沈渣	赤血球・白血球 　　1〜2個/10視野以下 細菌　0個/10視野
血液検査	随時血糖	140mg/dL未満
	空腹時血糖	110mg/dL未満
	ブドウ糖負荷試験	2時間後140mg/dL以下
	血中インスリン値	おおむね2〜10μU/mL
	血中Cペプチド	おおむね1〜3ng/mL
	グリコヘモグロビン（HbA1c）	4.6〜6.2%
	グリコアルブミン	11〜16%
	1,5-アンヒドログルシトール	14μg/mL以上
	ケトン体（定量検査）	28〜120μmol/L
	総コレステロール	150〜219mg/dL
	LDLコレステロール	120mg/dL未満
	HDLコレステロール	40mg/dL以上
	中性脂肪	50〜149mg/dL
	β-リポタンパク	男　150〜600mg/dL 女　130〜430mg/dL
	GOT（AST）	10〜40U/L
	GPT（ALT）	5〜45U/L
	γ-GTP	60U/L以下
	尿素窒素（BUN）	8〜17mg/dL
	クレアチニン	男　0.6〜1.2mg/dL 女　0.4〜1.0mg/dL
	eGFR	90mL/分/1.73m²
	尿酸	男　3.5〜7.9mg/dL 女　2.6〜6.0mg/dL
	抗GAD抗体[※2]	5.0U/mL未満　陰性 5.0U/mL以上　陽性

※1 値はめやす　※2 抗GAD抗体はELISA法によるカットオフ値[5]

PART 1 糖尿病って何だろう

糖尿病の検査・診断

血糖値の判定基準

	正常域	糖尿病域
空腹時値 75gOGTT 2時間値	<110 <140	≧126 ≧200
75gOGTTの判定	両者を満たすものを正常型とする	いずれかを満たすものを糖尿病型とする
	正常型にも糖尿病型にも属さないものを境界型とする	

日本糖尿病学会：糖尿病の分類と診断基準に関する委員会報告（国際標準化対応版）．糖尿病 2012；55（7）：492.
日本糖尿病学会編・著：糖尿病治療ガイド2018-2019．文光堂，東京，2018：21．を改変

75gOGTTの適応

強く推奨される場合

現在糖尿病の疑いが否定できないグループ

- 空腹時血糖値が110～125mg/dLのもの
- 随時血糖値が140～199mg/dLのもの
- HbA1c 6.0～6.4%のもの
  （明らかな糖尿病の症状が存在するものを除く）

行うことが望ましい場合

糖尿病でなくとも将来糖尿病発症リスクが高いグループ
（高血圧、脂質異常症・肥満など動脈硬化のリスクをもつものは特に施行が望ましい）

- 空腹時血糖値100～109mg/dLのもの
- HbA1c 5.6～5.9%のもの
- 上記を満たさなくても、濃厚な糖尿病の家族歴や肥満が存在するもの

日本糖尿病学会：糖尿病の分類と診断基準に関する委員会報告（国際標準化対応版）．糖尿病 2012；55（7）：495．より一部改変して転載

血糖測定の種類と注意点

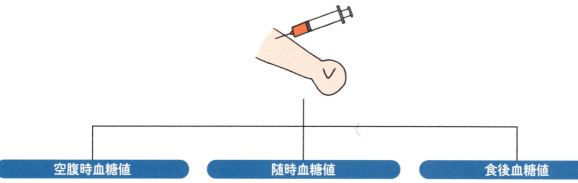

空腹時血糖値
- 採血前は10時間以上絶食する。
- 一般には採血前日の夕食以降絶食し、採血日の朝食前に採血する。

随時血糖値
- 空腹時採血などの指示がなく、受診時に任意の条件の下で採血した血糖値。
- 採血時の採取条件を糖尿病連携手帳などに併記しておく。

食後血糖値
- 食事を摂取した後の血糖値であり、食事開始時刻がわかるよう糖尿病連携手帳などに併記する。

▶ C-ペプチド（CPR）

> 血中C-ペプチド：空腹時１～３ng/mL　随時４ng/mL
> １日尿中C-ペプチド排泄量：概ね40～100μg/日

▶インスリン分泌量を測定する検査です。

▶インスリンは膵β細胞でプレプロインスリンとしてつくられ、プロインスリンとして変換しインスリンとC-ペプチドに分解され血液中に放出されます。

▶C-ペプチドは、インスリンがつくられる過程でできる物質です。インスリンの前駆物質プロインスリンは、インスリンとC-ペプチドが鎖状につながっています。鎖がはずれるとインスリンとC-ペプチドはバラバラになって、血中に分泌され、そのまま尿に排泄されます。したがって、１日蓄尿し、その中に含まれているC-ペプチドを測定することによってインスリンの１日の分泌量を推定することができます。

▶その他、「インスリン依存状態」か「インスリン非依存状態」かを鑑別する際の指標にも使われます。

▶ 血中インスリン検査（IRI）

> 正常値：5～10μU/mL（空腹時）

▶血液中のインスリン濃度を測る検査です。

▶血糖値が高くなると、それに刺激されて膵β細胞からインスリン分泌が増加します。正常な人は血糖値が高くなるとインスリンの分泌量が増え、低くなると分泌量も減少します。一方、糖尿病の人は、血糖値の上昇にインスリン分泌の増加が追いつかず、特に発症前や発症早期からの追加分泌の初期相の少なさが特徴的です。糖尿病が進行すると、インスリン追加分泌の後期相も低下します。

もっと知りたい！ その他の臨床指標

１．インスリン分泌能の指標
C-ペプチドインデックス：空腹時C-ペプチド(ng/mL)×100/空腹時血糖値（mg/dL）
めやすとして0.7未満の場合：インスリン分泌能低下

２．インスリン抵抗性の指標
HOMA-IR：空腹時インスリン値（μU/mL）×空腹時血糖値(mg/dL)/405
めやすとして1.6以下の場合：正常　2.5以上の場合：インスリン抵抗性（＋）

ここも注意！ 糖尿病と脂質異常症

　脂質異常症（高脂血症）とは、血液中のコレステロールや中性脂肪が多くなる疾患です。糖尿病の人は高脂血症になる確率が高く、両方が合併すると心臓病などのリスクを高めることになります。また、糖尿病は動脈硬化を促進しますが、脂質異常症を合併すると動脈硬化はさらに早く進みます。

糖尿病の検査・診断

ヘモグロビンA1c（HbA1c）

正常値：4.6〜6.2％

- ヘモグロビンA1c（HbA1c）とは、赤血球中のヘモグロビンの糖化タンパク、すなわち糖とヘモグロビンタンパクが結合したものです。赤血球のヘモグロビンタンパクは、糖と結合しますが、一度結合すると離れないという性質があります。
- 赤血球の寿命は120日なので、HbA1cは、過去約1〜2か月間の血糖レベルを反映する指標として使われています。
- HbA1cはその1％が血糖値35〜40mg/dLの上昇に相当すると考えられます。すなわちHbA1c 6％程度で、過去1か月間の平均血糖値120mg/dL、HbA1c 7％で平均血糖値150mg/dL程度と考えられています。

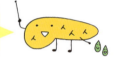

こうした特徴から、HbA1cの中期的な血糖値コントロールの指標、特に糖尿病血管障害の発症や進展の予防の目標値として重視されています。

グリコアルブミン（GA）

正常値：11〜16％

- グリコアルブミン（GA）は血清アルブミンの糖化タンパクで、ブドウ糖との結合率が高いのが特徴です。
- グリコアルブミン値はHbA1cのほぼ3倍（2.5〜3.5）となります。
- ヘモグロビンに比べて寿命が短く、過去2週間の平均血糖値を反映すると考えられています。
- 過去2週間の血糖値を反映するため、HbA1cに比し、血糖コントロールの変化を早期に知ることができます。

グリコアルブミンが偽高値と偽低値になる場合

偽高値	甲状腺機能低下（アルブミン半減期延長）
偽低値	ネフローゼ症候群、肝硬変、妊娠などの低アルブミン血症（3.0g/dL以下）時 甲状腺機能亢進症やステロイド投与時（アルブミン半減期短縮）

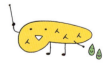

当然ですが、血中アルブミンの代謝が変化すると、グリコアルブミン値に影響が出ます。

▶ 1,5-アンヒドログルシトール（1,5-AG）

> **正常値**：12.2～41.0μg/mL
>   9.5～33.5μg/mL

▶ 1,5-AGは、ブドウ糖に似た構造をもつポリオールの一種です。尿糖排泄量を俊敏に反映して増減する指標です。

▶ 1,5-AG値で過去3～4日の平均血糖値を知ることができます。特にHbA1cが6～7％ぐらいの軽い高血糖の人の血糖コントロールの評価に向いています。

▶ HbA1cが高値で、大量の尿糖が出ている状態では血糖コントロールを反映しません。

▶ 腎不全、尿に糖が排泄されやすい腎性糖尿や妊娠中などでは1,5-AG値が低くなりすぎる（偽低値）ので、指標にはなりません。

▶ ケトン体

> **正常**：定性検査（尿）陰性（－）
> **正常値**：定量検査（血液）28～120μmol/L

▶ ケトン体とは、アセト酢酸（AcAc）、3-ヒドロキシン酢酸（3-OHBA）、アセトンの総称で、主として肝臓で脂肪の酸化によって生成される物質です。体内で脂肪が燃焼するときにできる"燃えかす"とも考えられます。

▶ 血中・尿中のケトン体は、脂肪組織から遊離脂肪酸の動員が亢進する種々の病態で増加します。血中ケトン体が著しく高値（通常、総ケトン体として1mmol以上）となると、尿中に漏れだして、尿中ケトン体が認められます。

PART 1 糖尿病って何だろう

HbA1c値と平均血糖値の間に乖離があるとき

HbA1cが高め	HbA1cが低め
・急速に改善した糖尿病	・急激に発症・憎悪した糖尿病
・鉄欠乏性貧血	・鉄欠乏性貧血の回復期
・異常ヘモグロビン症	・溶血（赤血球寿命↓）
	・失血後（赤血球生成↑）
	・輸血後
	・エリスロポエチンで治療中の腎性貧血
	・肝硬変
	・異常ヘモグロビン症

糖尿病の検査・診断

POINT 4 スクリーニングで糖尿病の進行や合併症の評価を行う

血糖コントロール・一般生化学や血算採血・採尿検査以外にも、疾患の進行程度や合併症を評価するため、スクリーニングとして必要な検査があります。

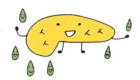

生理学的検査・理学所見
- 心電図、胸部X線単純撮影
- 神経機能検査：腱反射・振動覚など
- 神経伝導速度：運動・感覚神経に経皮的刺激を与え、伝導速度、振幅などを筋電図で測る。
- 自律神経機能検査：心電図R-R間隔変動係数（CVR-R）、起立負荷時血圧・瞳孔機能）

眼底検査
- 糖尿病網膜症［→p.50］の病期に従って検査の間隔を決めます。

動脈硬化に関する検査
- 医師の指示により、必要に応じて実施します。

  - 頸動脈エコー
  - 心エコー
  - 血管エコー
  - 冠動脈CT
  - 胸腹部CT
  - MRI
  - MRアンギオ
  - 下腿-上腕血圧比（ABI）
  - 脈波伝播速度（PWV）など

日本糖尿病療養指導士認定機構編・著：糖尿病療養指導ガイドブック2019. メディカルレビュー社, 東京, 2019：34. より作成

文献
1）日本糖尿病学会編・著：糖尿病治療ガイド2018-2019. 文光堂, 東京, 2018.
2）日本糖尿病学会糖尿病診断基準に関する調査検討委員会：糖尿病の分類と診断基準に関する委員会報告（国際標準化対応版）. 糖尿病 2012；55：490.
3）日本糖尿病療養指導士認定機構編・著：糖尿病療養指導ガイドブック2019. メディカルレビュー社, 東京, 2019.
4）河盛隆造, 久保田稔, 江川隆子：合併症を未然に防ぐ糖尿病の治療とケア. 医学芸術社, 東京, 2004：29.
5）川崎英二, 三輪昌輝, 田中愛：ELISA法によるGAD抗体, IA-2抗体測定キット（コスミック社）の基礎的・臨床的検討. 医学と薬学 2011；66（2）：345-352.

PART 2 糖尿病の合併症

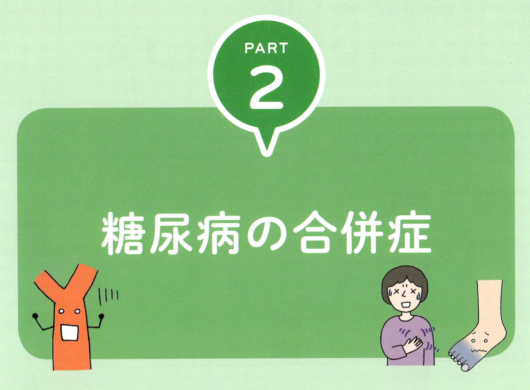

　糖尿病の合併症には急性合併症と慢性合併症があります。
　急性合併症は意識障害を引き起こし、適切な対応や救急処置ができない場合、昏睡に至り生命の危機にさらされることがあります。そのため糖尿病患者さんの意識障害を発見したとき、迅速かつ正確な診断と適切な治療の開始ができるかが、その後の患者さんの生命予後や後遺症の程度を左右します。看護師は急性合併症の種類、治療、誘因などを理解し対応できることが求められています。
　慢性合併症は長期間高血糖にさらされることで、全身の血管障害を起こし、多種多様な症状が出現します。進展の経過がゆっくりであるため自覚症状に乏しく、気がついたときにはすでに重症化している場合が多いことも特徴です。看護師には、慢性合併症の発症と進展を可能な限り防ぎ、その人らしい生活を送ることができるよう、継続治療と早期発見のための定期検査の必要性を、繰り返していねいに患者さんに説明し、支援することが求められます。

糖尿病合併症の全体像

POINT 1 合併症の多くは気づかないうちに進行する

糖尿病の合併症には急性と慢性がありますが、多くはゆっくり進行する慢性のものです。きちんと治療をせず、高血糖が続いていると、気づかないうちに全身の血管が障害され、全身にさまざまな合併症が現れます。

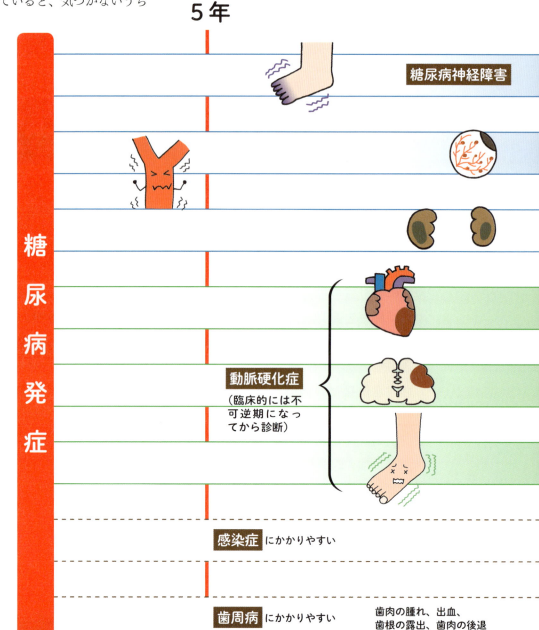

2型糖尿病の自然歴

発症前
遺伝因子
- インスリン分泌低下
- インスリン抵抗性

＋

環境因子
- 過食
- 高脂肪食
- 運動不足

↓

- 高血糖
- 高血圧
- 脂質代謝異常
- 肥満（家族歴）

 細小血管合併症
 大血管合併症

ほうっておくと危険！
糖尿病の慢性合併症はゆっくりと進行するため、軽視されることや、発見が遅れることで、気がついたときには重症化していることもあります。
患者さんのQOLが著しく低下し、重篤な状態では生命にかかわります。

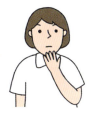

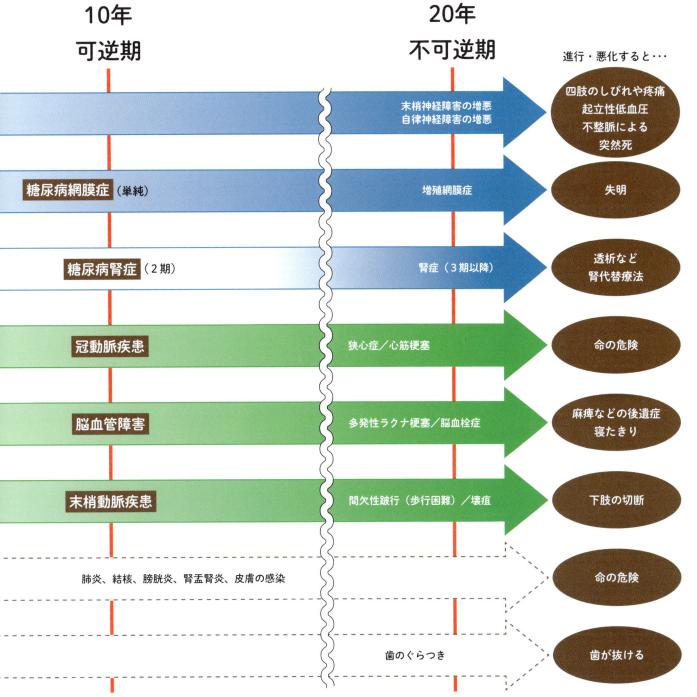

PART 2 糖尿病の合併症

▼糖尿病合併症の全体像　▼急性合併症　▼慢性合併症

糖尿病合併症の全体像

POINT 2 　全身にさまざまな症状が現れる

　慢性合併症には、血管障害合併症とその他の合併症（糖尿病関連疾患）があります。どちらも全身のあらゆる場所で発症します。血管障害合併症は、細小血管合併症（細小血管障害）と大血管合併症（大血管障害、動脈硬化性疾患）に分けられます［→ p.48］。

　全身のあらゆる場所に障害が生じるため、患者さんに現れる症状も全身に及びます。

糖尿病の主な慢性合併症

- 赤字：細小血管合併症
- 青字：大血管合併症
- 緑字：その他の合併症

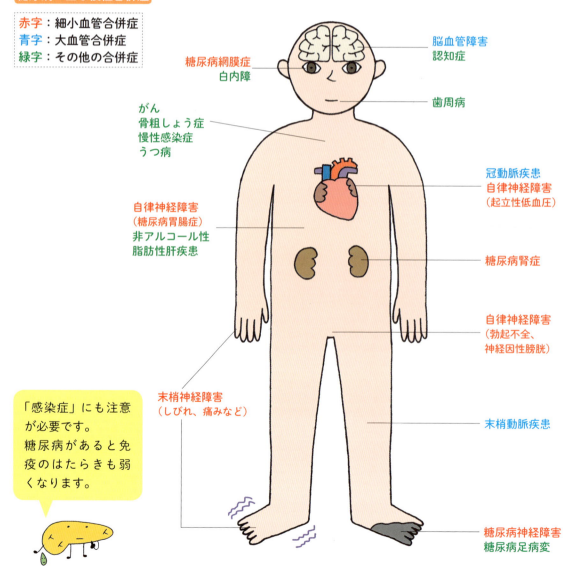

「感染症」にも注意が必要です。糖尿病があると免疫のはたらきも弱くなります。

糖尿病の主な合併症と身体症状

3大合併症

糖尿病神経障害

四肢のしびれ感、疼痛、感覚鈍麻など

[→ p.49]

糖尿病網膜症

視力障害、視野欠損

[→ p.50]

糖尿病腎症

浮腫、全身倦怠感、ふらつき、体動時の呼吸困難感、尿量減少、食欲低下、悪心、皮膚掻痒感など

[→ p.51]

冠動脈疾患
（狭心症、心筋梗塞など）

胸痛、胸部不快感、動悸など

[→ p.52]

脳血管障害
（脳梗塞、脳出血など）

麻痺、言葉が出ない、ものが二重に見えるなど

[→ p.52]

末梢動脈疾患
（閉塞性動脈硬化症など）

冷感、下肢のしびれ感、間欠性跛行、安静時下肢疼痛、動脈触知低下（足背動脈、後脛骨動脈など）潰瘍、壊疽

[→ p.53]

糖尿病足病変

関節の変形（シャルコー関節、ハンマートゥなど）、皮膚障害（足底の角化、乾燥、亀裂、胼胝、鶏眼、疣贅、白癬、陥入爪など）

[→ p.54]

自律神経障害

起立性低血圧、繰り返す下痢・便秘、排尿障害・残尿、勃起不全、無自覚性低血糖など

歯周病

歯肉の変色、歯肉の腫脹、出血、口臭、歯槽骨の融解など

認知症

見当識障害、認知機能障害など

PART 2 糖尿病の合併症

▼糖尿病合併症の全体像　▼急性合併症　▼慢性合併症

糖尿病合併症の全体像

POINT 3 全身の観察、自覚症状の問診、説明が重要

　患者さんは合併症を発症していても自覚症状がなかったり、症状があってもそれが合併症の症状だと認識していなかったりする場合があります。まずは患者さんの身体の変化や変調をていねいに観察したり、自覚症状を問診したりして合併症による身体症状の有無を把握することが必要です。

　患者さんの身体に起きていることと糖尿病との関係をていねいにわかりやすく説明し、合併症の悪化を予防できる療養生活に患者さんが取り組めるよう支援することが、看護師の重要な役目です。患者さんに身体の変化を認識してもらうためには、患者さん自身に自分の身体に触れてもらうことも効果があります。

多種多様な合併症にどのような症状が出現するのかを理解し、患者さんの全身の観察や問診を行いましょう。

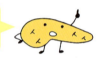

観察と問診のポイント

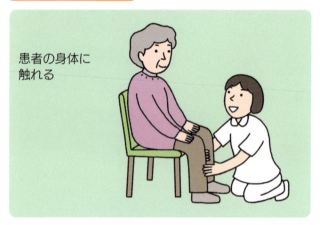

患者の身体に触れる

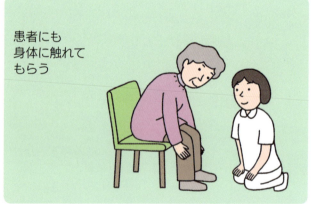

患者にも身体に触れてもらう

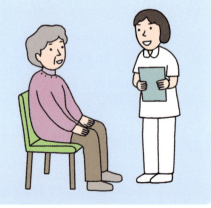

生活のなかで不自由なことはないか聴く

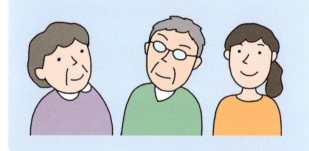

一緒に生活している家族らに変化がないか聴く

急性合併症

POINT 1 意識障害は糖尿病患者でよくみられる症状の1つ

糖尿病の患者さんでよくみられる症状の1つが意識障害です。原因となる疾患や病態は、高血糖、低血糖といった血糖値異常により生じるものと、合併症やその他の併発している疾患に起因し生じるものがあります。

このなかで、糖尿病の急性合併症に分類されるものは、糖尿病ケトアシドーシス、高血糖高浸透圧症候群、乳酸アシドーシス、低血糖です。

糖尿病患者にみられる意識障害の原因疾患・病態

糖尿病に特有なもの	・糖尿病ケトアシドーシス（清涼飲料水ケトーシス） ・高血糖高浸透圧症候群 ・低血糖
合併症やその他併発疾患に起因するもの	・乳酸アシドーシス ・心血管障害 ・脳血管障害 ・尿毒症　など
	・肝不全 ・重症感染症　など

赤字：糖尿病急性合併症

菊原伸子：糖尿病急性合併症 種類と特徴．平野勉監，柏崎純子編，糖尿病看護ビジュアルナーシング，学研メディカル秀潤社，東京，2015：121．より引用

糖尿病による意識障害の発生機序

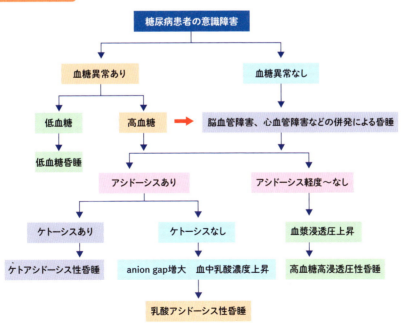

武田倬：ケトアシドーシス性昏睡．南條輝志男編，看護のための最新医学講座8 糖尿病と合併症 第2版，中山書店，東京，2006：319．より一部改変して転載

急性合併症

POINT 2 高血糖昏睡は誘因の見きわめが重要

高血糖昏睡には、糖尿病ケトアシドーシス、高血糖高浸透圧症候群、乳酸アシドーシスがあります。同じ高血糖昏睡であってもそれぞれ誘因や症状が異なるため、看護師は高血糖昏睡の原因を見きわめ、注意深く観察することが求められます。

高血糖昏睡の主な誘因
- インスリン注射の中止
- 感染症
- 薬剤（利尿薬、ステロイド、ビグアナイド薬）
- 腎障害、肝障害
- 清涼飲料水の多飲
- 高カロリー輸液

高血糖昏睡は明確に分別できる場合ばかりでなく、往々にしてオーバーラップすることに注意が必要です。

高血糖昏睡の特徴と鑑別

	糖尿病ケトアシドーシス	高血糖高浸透圧症候群	乳酸アシドーシス
病態	インスリンの極度欠乏によるケトアシドーシス	高度脱水に伴う血漿浸透圧上昇による細胞内脱水と循環不全	種々の原因による血中の乳酸増加に伴う代謝性アシドーシス
誘因	1型糖尿病の発症時、インスリン注射の中止・減量、ストレス、感染症、清涼飲料水の多飲	感染症、手術、熱傷、脱水、薬剤（利尿剤、ステロイド）、高カロリー輸液、腎障害など	血糖値の著しい上昇、ビグアナイド薬の服用、アルコールの多飲、肝障害、腎障害など
好発病型	1型	2型	不定
好発年齢	若年者	高齢者	不定
前駆症状	口渇、多飲、多尿、体重減少、消化器症状、著しい全身倦怠感など	明確かつ特異的な症状に乏しい	消化器症状、倦怠感など
身体所見	脱水、吸気ケトン臭、クスマウル大呼吸、意識障害	脱水、けいれん、振戦、意識障害	過呼吸、脱水、低血圧、意識障害、けいれん
血糖値	300～1000mg/dL以上	600～1500mg/dL以上	正常～高値
尿ケトン体	(+)～(+++)	(-)～(+)	(-)～(+)
血液ガス	pH：7.3未満 HCO_3^-：10mEq/L以下	pH：7.3～7.4 HCO_3^-：16mEq/L以下	pH：7.35未満 anion gap増大
血液浸透圧	正常～300mOsm/L	350mOsm/L以上	上昇
ナトリウム	140mEq/L以下	150mEq/L以上	低下
乳酸	−	−	増加（5.0mmol/L、45mg/dL以上）
その他	反復傾向あり	改善後の血糖コントロール良好	死亡率50%程度

菊原伸子：高血糖昏睡．平野勉監，柏崎純子編，糖尿病看護ビジュアルナーシング，学研メディカル秀潤社，東京，2015：123．より転載

糖尿病ケトアシドーシス

主な誘因：1型糖尿病発症、インスリン注射中断

- 主な症状は、高血糖と脱水、高ケトン血症、アシドーシスです。
- 誘因は、1型糖尿病発症、インスリン注射中断や減量、清涼飲料水の多飲、感染症などです。極度のインスリンの作用不足により高血糖となり、末梢組織でのグルコースの取り込み低下により細胞が飢餓状態に陥ります。脂肪組織では、飢餓状態を何とかしようと脂肪分解が促進され、ケトン体が増加、血液が酸性に傾きアシドーシスの状態となります。
- 筋でのグリコーゲンやタンパク質が分解されることを受け、肝臓でも糖新生がよりいっそう促進、さらなる高血糖となり、脱水が進行してしまいます。

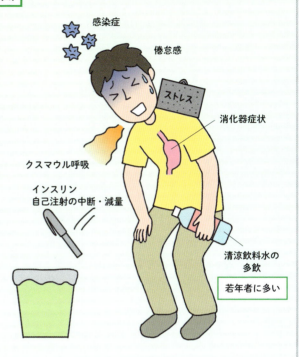

高血糖高浸透圧症候群

主な誘因：ステロイド、利尿薬、高カロリー輸液、感染症、脱水

- 主な病態は、著しい高血糖、高度の脱水です。
- 誘因は、薬剤（ステロイド、利尿薬）、高カロリー輸液や侵襲の大きな手術、感染症、脱水などです。特に感染症や薬剤が多いです。
- 相対的なインスリン作用不足やインスリン作用を妨げるインスリン拮抗ホルモンの分泌亢進に伴う高血糖、脱水が影響し浸透圧利尿の状態となり、脱水が高度に進行してしまいます。

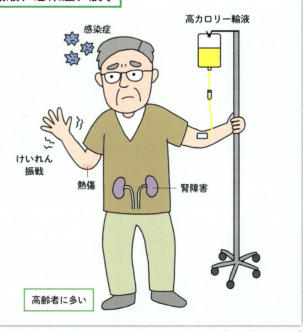

※イラストはイメージ

急性合併症

乳酸アシドーシス

主な誘因：血糖値の著しい上昇、ビグアナイド薬の服用、アルコール多飲、腎・肝機能障害

▶ 組織の低酸素や循環不全により、血中乳酸濃度が上昇することによって引き起こされます。

▶ 糖尿病特有の病態ではありませんが、インスリンが不足している状態のとき、糖新生により解糖系が亢進されるため、乳酸が増加しやすくなります。

▶ 高齢者や腎・肝機能障害がある人にビグアナイド薬を投与する場合は、慎重に行うことが必要です。ビグアナイド薬を服用している場合、肝臓での糖新生が抑制されるため、乳酸が蓄積しやすくなります。そこに肝機能や腎機能が低下していると、乳酸の代謝低下、蓄積が助長されてしまいます。

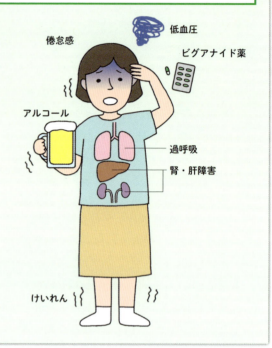

※イラストはイメージ

ここに注意！ ビグアナイド薬とヨード造影剤

検査前とヨード造影剤投与後48時間は、ビグアナイド薬［→p.98］を休薬することが必要です。

ビグアナイド薬を服用中の患者さんが、ヨード系造影剤の投与により一時的に腎機能が低下した場合、薬の排泄が遅くなり、乳酸の血中濃度が上昇、乳酸アシドーシスを起こすリスクが高まってしまいます。

糖尿病の患者さんが造影剤の検査をする場合は、①ビグアナイド薬服用の有無、②休薬しているか、③腎機能値の確認を忘れないようにしましょう。

POINT 3　低血糖はインスリンの過剰と血糖上昇ホルモンの欠乏により起こる

　低血糖は、薬物療法を受けている患者さんに高頻度で起きる急性合併症です。インスリン療法［→ p.107］もしくはスルホニル尿素薬［→ p.100］、速効型インスリン分泌促進薬［→ p.101］を使用している患者さんは特に注意が必要です。

　通常、血糖値に応じて膵臓からのインスリン分泌が調整されたり、肝臓での糖新生を調整したりして、血糖値を調整しています。薬物療法を行っている場合は、血糖値に関係なくインスリン作用が持続しているため、インスリンの必要量が少なくなっても、過剰にインスリン作用が得られている状態となり低血糖を起こします。

　さらに血糖上昇ホルモン（アドレナリン、グルカゴンなど）の欠乏により、相対的なインスリン過剰分泌状態となってしまうことも低血糖の原因となります。

低血糖の主な原因

- インスリンや経口糖尿病薬の過剰投与
- 食事量の減少、食事時間の遅れ、授乳
- 空腹時の運動、運動量の増加、長時間の運動
- シックデイ時の食思不振、消化器症状
- アルコールの多飲
- 入浴
- 急激なインスリン抵抗性の改善（体重減少、感染症の改善、ステロイド薬の減量や中止、分娩後、月経周期）
- 腎機能の低下
- 薬剤
- インスリン注射部位の変更

低血糖の原因となり得る主な薬剤

- エタノール
- 降圧薬
- 利尿薬
- 非ステロイド系抗炎症薬
- 睡眠薬、向精神薬
- 消化性潰瘍治療薬
- 抗菌薬
- 抗ヒスタミン薬
- 全身麻酔薬
- 気管支拡張薬
- 抗がん剤
- 血管拡張薬
- 抗てんかん薬
- 子宮収縮抑制薬
- パーキンソン病治療薬
- 抗血栓薬

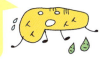

低血糖の原因は個別性が高く、さまざまです。
原因を突きとめ、起こさない、繰り返さない対処を！

薬物療法中の患者さんには、必ず低血糖が起きる可能性があることや、その対処法を説明し、適切な行動ができるように理解してもらう必要があります。

急性合併症

POINT 4　低血糖の症状は多彩であり、個人差が大きい

　臨床的には血糖値が70mg/dL以下を低血糖としています。これはブドウ糖をエネルギー源としている脳のエネルギー不足を補うためにアドレナリンやグルカゴンが分泌され、血糖上昇作用が出現するためです。アドレナリンなどの分泌に伴い、交感神経が刺激され、交感神経刺激症状が現れます。さらに血糖値が低下し、50mg/dL以下になると、中枢神経刺激症状が現れます。症状によっておおよその血糖値を推測することもできますが、患者さんによって血糖値が下がる速度も異なりますし、必ずしも血糖値70mg/dL以下になったからといって手の震えが現れるとも限りません。

　また、普段の血糖値が高い状態で経過している患者さんは、もっと高い血糖値でも低血糖症状を自覚する場合があります。

低血糖の症状

血糖値

70mg/dL

交感神経刺激症状出現

アドレナリン　↑
グルカゴン　　↑
成長ホルモン　↑
コルチゾール　↑

不安感　　動悸　　頻脈
冷汗　　　手指振戦
顔面蒼白　空腹感など

50mg/dL

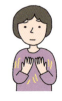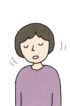

中枢神経刺激症状出現

頭痛　　　目のかすみ
悪心　　　集中力の低下
眠気　　　めまい
倦怠感　　傾眠（状態）
発語困難　異常行動
意識障害など

30mg/dL

けいれん
昏睡

POINT 5 低血糖症状が出現したら、ただちにブドウ糖を摂取

　低血糖症状を自覚、もしくは血糖値を測定し、70mg/dL以下の場合、ブドウ糖を10g摂取します。

ブドウ糖の例

ゼリータイプ	固形タイプ	粉末タイプ
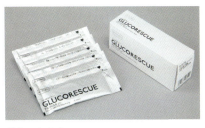	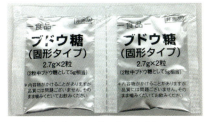	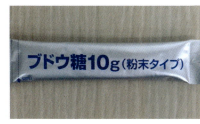
グルコレスキュー （写真提供：アークレイ株式会社）	（写真提供：武田テバ薬品株式会社）	（写真提供：武田テバ薬品株式会社）

※写真の固形タイプおよび粉末タイプのブドウ糖は、武田テバ薬品株式会社のα-グルコシダーゼ阻害薬を服用している患者さんに提供されるものです（非売品）。

> ブドウ糖の形状はさまざまなタイプがあります。患者さんがとっさのときに摂取しやすいタイプのブドウ糖はどれか、話し合うことが必要です。

手元にブドウ糖がない場合	→	砂糖（ショ糖）20gあるいはブドウ糖を含む清涼飲料水を200mL程度摂取する。
経口摂取が不可能な場合	→	ブドウ糖を口唇と歯肉の間に塗りつけ対応する。

ブドウ糖と砂糖（ショ糖）の血糖値上昇時間の比較

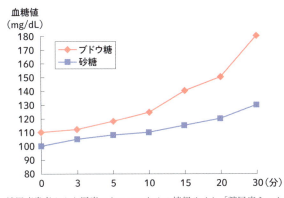

> ただし、α-グルコシダーゼ阻害薬を使用している患者さんは、ショ糖では血糖値の上昇が緩徐で回復が遅れてしまうため、必ずブドウ糖を携帯するように指導をすることが必要です。

糖尿病患者さんと医療スタッフのための情報サイト「糖尿病ネットワーク」．糖尿病セミナー「低血糖」．より引用
https://dm-net.co.jp/seminar/20/index_3.php（2019.9.7アクセス）

PART 2 糖尿病の合併症
▼糖尿病合併症の全体像 ▼急性合併症 ▼慢性合併症

急性合併症

POINT 6 夜間や次の食事まで時間がある場合は補食をする

　低血糖の対処がされ、血糖値が回復した場合でも、薬物療法の影響などで再度低血糖になる場合もあります。特に夜間や次の食事時間まで間がある場合は、栄養補助食品やクッキーなど脂質を含む80～160kcalの食品を摂取し、低血糖の再発を予防する対処が必要です。

補食1単位（約80kcal）のめやす

食パン1/2枚
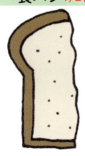

おにぎり1/2個
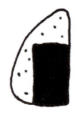

ロールパン1個
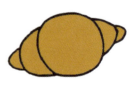

クラッカー6枚
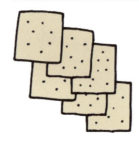

ビスケット2枚

ここも注意！ 高齢者と低血糖

　高齢者は、低血糖を繰り返すことで脳へのダメージも大きくなり、脳機能障害の原因となることがあります。高齢者の低血糖症状は非定型的のことが多く、認知機能低下との判別が困難なこともあります。

POINT 7 生活パターンと使用中の薬から低血糖の予防方法を話し合う

　生活のパターンや使用している薬の薬効により、低血糖になりやすいタイミングや状況は異なります。どんなときに低血糖になりやすいのか患者さんと話し合い、予防方法を一緒に考えることが必要です。

　血糖測定を実施している患者さんと、血糖値の記載されたノートと生活を関連づけながらどのタイミングで低血糖になりやすいかを話し合うことで、患者さんが低血糖になりそうなパターンを意識し予防行動を開始することにつながります。

低血糖の予防のために患者と話し合っておくこと

- 日常生活の生活パターン
- 日常摂取する食事メニューと摂取量、バランス
- 使用している薬の作用と最大効果発現時間
- 運動量や時間、急激に増加することはないか
- アルコールの摂取量
- 入浴のタイミング
- 車の運転
- 血糖パターンの認識
- 自覚する低血糖症状

ここも注意！ 車の運転

　事故につながらないためにも運転中の低血糖は回避したいものです。患者さんには予防のために、運転前に血糖測定を行うこと、空腹時の運転は避けること、運転中に低血糖が起きた場合すぐに対処できるよう、手の届くところに必ずブドウ糖と補食の食品を準備することを説明し、行動できているか確認することが大切です。

ここも注意！ 低血糖を繰り返す患者

①無自覚低血糖
　低血糖を繰り返している、自律神経障害を合併している、罹病期間が長い、高齢の患者さんなどは、最初に現れるはずの交感神経刺激症状を自覚しなかったり、気がつかず、急に意識障害や昏睡に至る場合があります。

②遷延性低血糖
　作用時間の長いインスリン、スルホニル尿素薬、速効型インスリン分泌促進薬を使用中の患者さんで、一度低血糖となり対処をしても、効果が残っている薬物の影響により再び低血糖を起こすこともあります。また腎・肝機能障害がある患者さんや高齢の患者さんも、薬の効果が遷延しやすく、血糖値の改善に時間を要することがあります。

文献
1）菊原伸子：糖尿病急性合併症 種類と特徴．平野勉監，柏崎純子編，糖尿病看護ビジュアルナーシング，学研メディカル秀潤社，東京，2015：120-129．
2）天野由梨：低血糖発作時の対応．林道夫，糖尿病看護認定看護師による糖尿病看護研究会監修，糖尿病まるわかりガイド 病態・治療・血糖パターンマネジメント，学研メディカル秀潤社，東京，2014：45-50．

慢性合併症

> **POINT 1** 細い血管に起こる合併症と、太い血管に起こる合併症がある

　慢性合併症は病態から、細小血管合併症である**糖尿病神経障害、糖尿病網膜症、糖尿病腎症**と、大血管合併症である**脳血管障害、冠動脈疾患、末梢動脈疾患**および**糖尿病足病変**など糖尿病関連疾患に分類されます。

　血液中の酸素や栄養分は血管、最終的には毛細血管を通り全身の細胞に運搬されます。血糖も全身に運搬され、すべての細胞に必要なエネルギーが供給されます。毛細血管は身体の各臓器、皮膚や粘膜に至るすべてに行きわたっており、糖尿病によって高血糖があると全身に影響が及びます。高血糖状態が長期間続くことで、全身のあらゆる臓器の障害により慢性合併症が起こりやすくなります。

糖尿病の慢性合併症

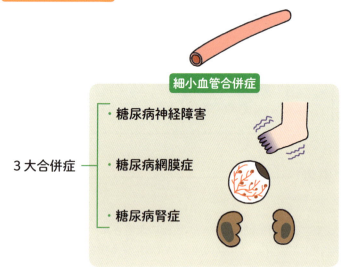
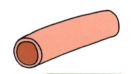
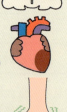

3大合併症
- 細小血管合併症
  - 糖尿病神経障害
  - 糖尿病網膜症
  - 糖尿病腎症
- 大血管合併症
  - 脳血管障害（脳梗塞、脳出血など）
  - 冠動脈疾患（狭心症、心筋梗塞など）
  - 末梢動脈疾患（閉塞性動脈硬化症など）

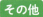

その他
・糖尿病足病変　・歯周病　・認知症　など

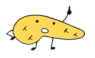

> 合併症の発症、進行をできるかぎり防止することで、患者さんがQOLを維持し、その人らしい生き方ができるよう、看護支援を行うことが重要です。

> POINT 2
>
> 細小血管合併症
> # 発症後ほうっておくと5～10年で現れる

1 糖尿病神経障害

▶糖尿病神経障害は、多発神経障害（広汎性左右対称性神経障害）と単神経障害に分けられます。

①多発神経障害　臨床的に高頻度にみられる

▶高血糖の持続により発症・進展します。主に、両足の感覚神経障害と自律神経障害の症状を呈します。

主な症状　両下肢のしびれ感や運動神経障害、両足の感覚障害（しびれ・疼痛・知覚低下・異常感覚）または、両側アキレス腱反射低下
起立性低血圧、神経因性膀胱、勃起不全（ED）

②単神経障害

▶糖尿病の罹病期間に関係なく発症し、単一の神経束が障害されることにより起こります。

主な症状　顔面神経麻痺、動眼神経麻痺、外転神経麻痺

神経のしくみ

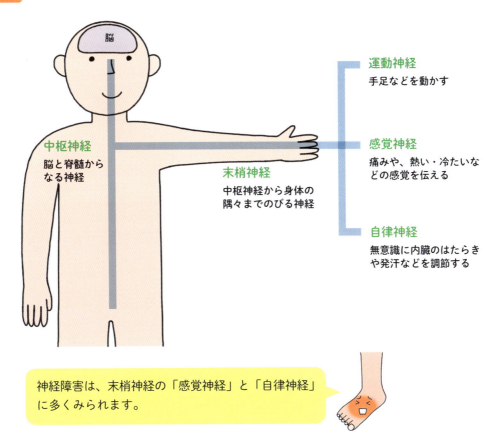

神経障害は、末梢神経の「感覚神経」と「自律神経」に多くみられます。

慢性合併症

❷ 糖尿病網膜症

- ▶ 網膜細小血管が障害されることで起こります。
- ▶ 程度により単純網膜症、増殖前網膜症、増殖網膜症の3期に大きく分類されます。
- ▶ 進行すると視覚障害が起こり、患者さんのQOLは高度に低下します。
- ▶ 重症度を自覚しにくいため、定期的な眼底検査が必要です。

正常な眼の構造

光は、「水晶体」を通って、眼球の内側を覆う「網膜」に届く。この光が電気信号に変わり、視神経から脳に送られることで、物を見ることができる。
糖尿病網膜症は、高血糖によって網膜を走る血管が障害されて起こる。

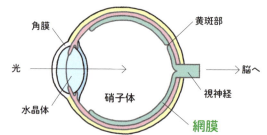

糖尿病網膜症病期分類表

	単純網膜症	増殖前網膜症	増殖網膜症
症例画像		出血、白斑など	増殖膜／網膜剥離／新生血管／硝子体出血
病態	血管の透過性亢進	血管の閉塞	血管新生
所見	網膜出血・浮腫 硬性白斑	軟性白斑 静脈異常	新生血管（硝子体出血） 増殖膜（牽引性網膜剥離）
自覚症状	網膜内に出血や白斑が起こる		病変が硝子体にまで及ぶ 網膜剥離を起こすこともある
治療	内科的治療	レーザー治療	レーザー治療または手術

❸ 糖尿病腎症

▶長期間の高血糖状態により発症、進展します。

| ❶毛細血管などで構成される糸球体が障害される | → | ❷血液中の老廃物の濾過、尿をつくる機能が障害されるため、タンパク質が尿に漏れ出る。特にタンパク質の一種であるアルブミンは分子が小さく、早くに尿に漏れ出る | → | ❸糸球体の障害が進行すると、血液中の老廃物の排泄が悪くなり、血液検査でも異常が出現する | → | ❹腎機能の著しい低下により、浮腫や食欲不振を生じるようになると透析療法が必要となり、患者のQOLは高度に低下する |

糖尿病腎症病期分類表

	アルブミン尿区分	A1	A2	A3
	尿アルブミン定量 尿アルブミン/Cr比 (mg/gCr) (尿タンパク定量) (尿タンパク/Cr比) (g/gCr)	正常アルブミン尿 30未満	微量アルブミン尿 30〜299	顕性アルブミン尿 300以上 (もしくは高度タンパク尿) (0.50以上)
GFR区分 (mL/分/1.73m²)	≧90 60〜89 45〜59	第1期 (腎症前期)	第2期 (早期腎症期)	第3期 (顕性腎症期)
	30〜44 15〜29 <15		第4期 (腎不全期)	
	(透析療法中)		第5期 (透析療法期)	

糖尿病性腎症合同委員会報告：糖尿病性腎症病期分類2014の策定（糖尿病性腎症病期分類改訂）について．糖尿病 2014；57（7）：531．より改変して転載

> 糖尿病神経障害、糖尿病網膜症、糖尿病腎症は、糖尿病の3大合併症といわれています。

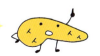

慢性合併症

POINT 3 大血管合併症
糖尿病予備軍の段階から進行する

　比較的大きな血管で、**動脈硬化**が原因となり発症します。動脈硬化は、動脈の内側にさまざまな物質が付着して、厚く、硬くなり、隆起（プラーク）ができる状態です。

　きちんと治療をせず、高血糖状態が続くと、自覚症状がないままに全身の血管が傷ついていきます。

動脈硬化と合併症の関連

① 高血糖が続くと太い血管で動脈硬化が進行する

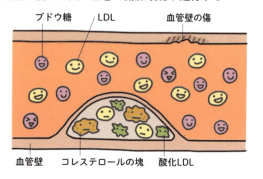

② 動脈硬化が進むと血流が途絶えたり、血管が詰まり、臓器に障害を起こす

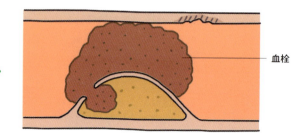

| 脳の血管に動脈硬化が起こると… | → | 脳血管障害（脳梗塞、脳出血など）のリスクが高くなる |

| 心臓の血管に動脈硬化が起こると… | → | 冠動脈疾患（狭心症、心筋梗塞など）のリスクが高くなる |

| 下肢の太い血管に動脈硬化が起こると… | → | 血液の循環が悪くなり、末梢動脈疾患（閉塞性動脈硬化症など）のリスクが高くなる
悪化すると痛みで歩けなくなり、潰瘍、壊疽を起こす
進行により、足の切断となることもある |

いずれも糖尿病をもたない人に比べると、発症頻度は高いといわれています。

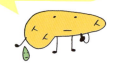

閉塞性動脈硬化症の主な発症部位

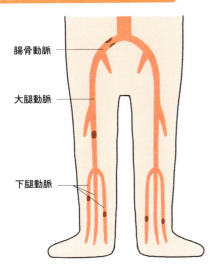

- 腸骨動脈
- 大腿動脈
- 下腿動脈

- 動脈硬化によって足の血管の内腔が狭くなったり詰まったりすると、血流が悪くなり、血液が足先まで十分に届かなくなる
- 進行するにつれ、足に症状が現れる

閉塞性動脈硬化症の症状　Fontaine分類

Ⅰ度	Ⅱ度	Ⅲ度	Ⅳ度
冷感・しびれ	間欠性跛行	安静時疼痛	潰瘍・壊疽
足先が冷たい、しびれる、足の指が青白い	数十〜数百メートル歩くと足（主にふくらはぎ）が痛くなったりだるくなったりするが、休むと軽快する	安静にしているときも常にさすような痛みが持続する状態	足先に潰瘍ができる。足が壊疽し黒色化する。放置すると切断が必要となる。通常激痛を伴うが、糖尿病をもち神経障害が進んでいる場合には痛みを感じないことがある

PART 2 糖尿病の合併症
▼糖尿病合併症の全体像　▼急性合併症　▼慢性合併症

> 慢性合併症

POINT 4 日々のフットケアで足を守る

　糖尿病神経障害による感覚低下や、動脈硬化による下肢閉塞性動脈硬化症、易感染状態が原因となり、**糖尿病足病変**が起こります。傷や靴ずれから潰瘍、壊疽など重症化しやすく、足の切断に至る場合もあります。

　足をよく観察し、トラブルの早期発見・予防が重要です。加齢や視力低下により足の観察が困難な場合には、家族の協力を得る必要があります。

糖尿病足病変の例

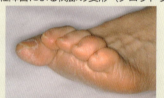

神経障害による関節の変形（クロウトウ）
- 靴ずれ、趾先の胼胝形成が起こりやすいため、足に合った靴の着用と観察が必要

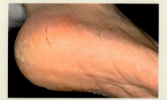

乾燥によるひび割れ
- 感染予防と保湿が必要なため、入浴時によく洗いその後保湿剤の塗布を行う

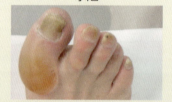

水疱
- 糖尿病では、神経障害により除圧ができず表皮と真皮の間に滲出液が貯留しやすい
- 水疱は無理に破らず、破れた場合は洗浄などにより感染予防に努める

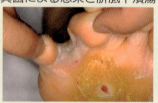

真菌による感染と胼胝下潰瘍
- 真菌感染症は洗浄による清潔保持と必要時軟膏処置を行う
- 胼胝形成は胼胝下潰瘍のことも多く、肥厚部位の切除を行う。自分でむしったり、切ったりしないよう説明する

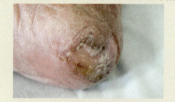

乾燥や亀裂などの原因による表皮剥離
- 洗浄による感染予防と保湿に努める

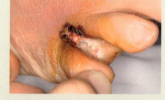

神経障害による潰瘍形成
- 神経障害により、創痛の自覚がないことが多い
- 洗浄による感染予防と除圧、自己観察が重要

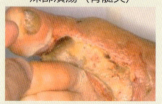

深部潰瘍（骨髄炎）
- 潰瘍部位から排膿を認める。感染が骨髄まで進行しており、悪化すると関節・骨部位が露出する場合もある
- 全身状態（発熱・血圧）などの全身管理と点滴投与を行い、入院加療を検討する

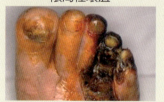

限局性壊疽
- 感染状態かつ黒色変化も認める。感染で見つかる場合が多いが、虚血を伴うことも多く、血流評価が重要であり、血管再建術などが取り入れられることもある
- 壊疽部分は洗浄による感染予防と除圧を行う

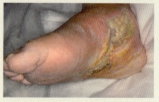

感染により足全体に広がった壊疽
- 壊疽周囲の足背まで発赤・腫脹が広がっており、感染状態にある。ガス壊疽の可能性もあり、画像検査を積極的に行う
- 治療は排膿、不良肉芽の除去を行う。感染による全身状態にも注意が必要であり、入院加療が検討される

神経障害の評価

- 自覚症状
- アキレス腱反射
- 振動覚（音叉）
- モノフィラメント触覚検査（写真）
- 自律神経障害

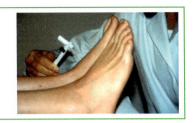

糖尿病足病変を予防するための説明書の例①

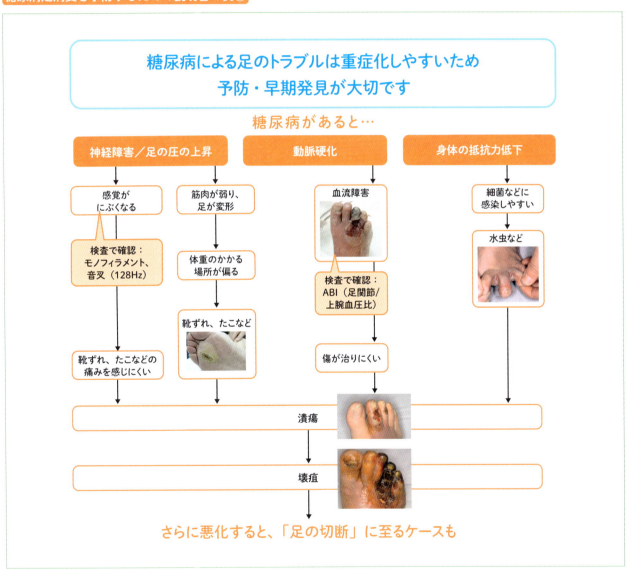

p.55・56の図「説明書の例」は、日本イーライリリー株式会社リーフレット「糖尿病患者さんの足のケア」（富田益臣監修）．より一部改変して転載
https://www.diabetes.co.jp/hcp/hlg/patient-support よりダウンロード可能（2019.9.17.アクセス）

慢性合併症

糖尿病足病変を予防するための説明書の例②

自分の足を、よく見てみましょう

このような症状はありませんか？

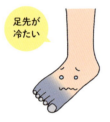
足先が冷たい

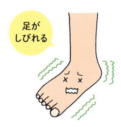
足がしびれる

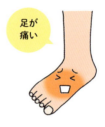
足が痛い

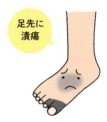
足先に潰瘍

下肢閉塞性動脈硬化症とは
血管が狭くなったり、詰まったりすることで、足に血液が流れにくくなる血管の病気です。足の血の流れが悪くなっていることが原因かもしれません。

足の手入れをしましょう

毎日足を洗い、清潔に保ちましょう

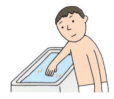
湯の温度をよく確認してから入浴する

足の裏、指の間をていねいに洗う

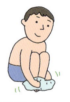
清潔なタオルでよく拭く

乾燥していたら保湿クリームを塗る

爪を切る際は、皮膚を傷つけないように注意しましょう
- 深爪をしない
- 爪切りでうまくいかなければ爪やすりを使う

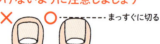
×　○------まっすぐに切る

このような爪は危険です。このような場合は医師に相談しましょう

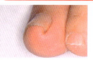

やけど（低温やけど）に注意しましょう
- 湯たんぽやカイロは直接皮膚に当てない（寝る前に布団から出す）
- こたつで寝ない

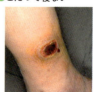
温風機による低温やけど

文献
1) 日本糖尿病学会編・著：糖尿病治療ガイド2018-2019．文光堂，東京，2018．
2) 平野勉監修，柏崎純子編：糖尿病看護ビジュアルナーシング．学研メディカル秀潤社，東京，2015．
3) 日本糖尿病教育・看護学会編：糖尿病看護フットケア技術 第3版．日本看護協会出版会，東京，2013．

PART 3 糖尿病の治療

食事療法　運動療法　薬物療法

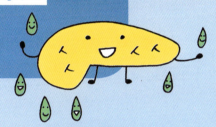

　糖尿病の治療目標は、糖尿病合併症の予防です。
　もし合併症が発症したとしても、その進行を遅らせることで、糖尿病をもちながらも健康な人と変わらない日常生活の質の維持と寿命の確保ができるといわれています。そのためには、血糖値や脂質のコントロールが重要です。
　糖尿病治療の基本は、食事療法と運動療法による生活調整です。2型糖尿病については、生活調整による血糖値の改善が難しい場合、薬物療法を追加していきます。1型糖尿病など、血糖値を下げるホルモンであるインスリンが分泌されない場合は、注射により補う必要があります。

糖尿病治療の全体像

POINT 1 食事と運動を基本に、薬は必要に応じて使う

2型糖尿病の場合、まずは食事療法と運動療法に取り組み、血糖値の低下がみられなかったときに、薬物療法を開始していきます。薬物療法を開始したとしても、食事療法と運動療法は継続する必要があります。「薬を飲んでいればよい」というわけではなく、生活習慣の見直しが大前提となります。

糖尿病治療のイメージ

ヘモグロビンエーワンシー
HbA1c　　　　　　　　　　6.0%

食生活の改善と運動が最も重要

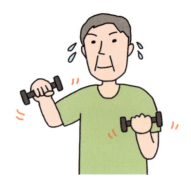
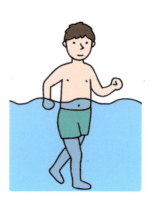
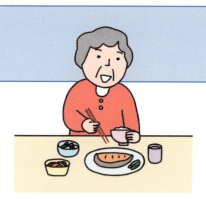

食事と運動だけでは血糖値の低下がみられない場合、薬物療法を開始する

薬物療法で血糖値を改善しても、糖尿病を根本的に治療するわけではありません。薬物療法開始後も、食事療法と運動療法は継続が必要です。

合併症予防のための治療目標は、HbA1c 7.0％未満
・食事療法と運動療法だけで治療可能であれば、正常域をめざすことも可能
・治療目標は年齢や罹病期間、生活習慣などで個別の設定が必要

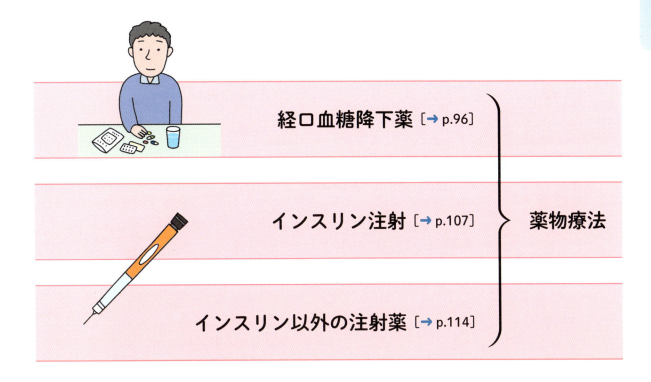

糖尿病治療の全体像

POINT 2 合併症予防にはHbA1cの是正が重要

　細小血管合併症の発症、進展を予防するためには、**HbA1c 7.0％未満をめざします。**薬物療法を行っておらず、食事と運動だけで治療している場合は、さらに正常値に向け、6.0％未満をめざすことも可能です。

　しかし、年齢、合併症の状態、糖尿病以外の疾患がある場合などは、厳格なコントロールにより、低血糖のリスクが増えるため、**個別に合わせた治療目標の設定**が大切です。

血糖コントロール目標
（65歳以上の高齢者については「高齢者糖尿病の血糖コントロール目標」を参照）

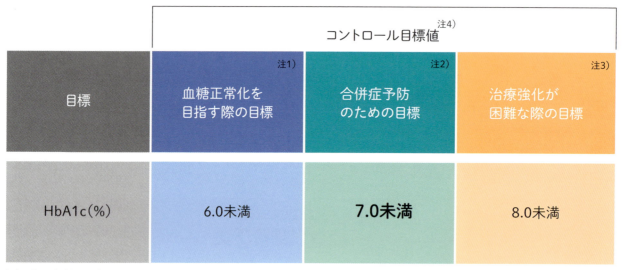

目標	血糖正常化を目指す際の目標 注1)	合併症予防のための目標 注2)	治療強化が困難な際の目標 注3)
HbA1c(%)	6.0未満	7.0未満	8.0未満

コントロール目標値 注4)

治療目標は年齢、罹病期間、臓器障害、低血糖の危険性、サポート体制などを考慮して個別に設定する。

注1）適切な食事療法や運動療法だけで達成可能な場合、または薬物療法中でも低血糖などの副作用なく達成可能な場合の目標とする。
注2）合併症予防の観点からHbA1cの目標値を7.0％未満とする。対応する血糖値としては、空腹時血糖値130mg/dL未満、食後2時間血糖値180mg/dL未満をおおよそのめやすとする。
注3）低血糖などの副作用、その他の理由で治療の強化が難しい場合の目標とする。
注4）いずれも成人に対しての目標値であり、また妊娠例は除くものとする。

日本糖尿病学会編・著：糖尿病治療ガイド2018-2019．文光堂，東京，2018：29．より転載

糖尿病合併症を防ぐために、治療の指標として、HbA1cの是正をしていきます。

POINT 3 高齢者は個別の目標設定が必要

　高齢者のコントロール目標は、年齢だけでなく、身体機能や認知機能に応じた設定が必要となります。また、血糖降下薬を使用している場合、低血糖による意識障害や転倒リスクを予防するために、さらに個別の目標設定が必要となります。

高齢者糖尿病の血糖コントロール目標（HbA1c値）

患者の特徴・健康状態[注1]		カテゴリーI ①認知機能正常 かつ ②ADL自立	カテゴリーII ①軽度認知障害〜軽度認知症 または ②手段的ADL低下、基本的ADL自立	カテゴリーIII ①中等度以上の認知症 または ②基本的ADL低下 または ③多くの併存疾患や機能障害
重症低血糖が危惧される薬剤（インスリン製剤、SU薬、グリニド薬など）の使用	なし[注2]	7.0％未満	7.0％未満	8.0％未満
	あり[注3]	65歳以上75歳未満 7.5％未満 （下限6.5％） / 75歳以上 8.0％未満 （下限7.0％）	8.0％未満 （下限7.0％）	8.5％未満 （下限7.5％）

治療目標は、年齢、罹病期間、低血糖の危険性、サポート体制などに加え、高齢者では認知機能や基本的ADL、手段的ADL、併存疾患なども考慮して個別に設定する。ただし、加齢に伴って重症低血糖の危険性が高くなることに十分注意する。

注1）認知機能や基本的ADL（着衣、移動、入浴、トイレの使用など）、手段的ADL（IADL：買い物、食事の準備、服薬管理、金銭管理など）の評価に関しては、日本老年医学会のホームページ（http://www.jpn-geriat-soc.or.jp/）を参照する。エンドオブライフの状態では、著しい高血糖を防止し、それに伴う脱水や急性合併症を予防する治療を優先する。

注2）高齢者糖尿病においても、合併症予防のための目標は7.0％未満である。ただし、適切な食事療法や運動療法だけで達成可能な場合、または薬物療法の副作用なく達成可能な場合の目標を6.0％未満、治療の強化が難しい場合の目標を8.0％未満とする。下限を設けない。カテゴリーIIIに該当する状態で、多剤併用による有害作用が懸念される場合や、重篤な併存疾患を有し、社会的サポートが乏しい場合などには、8.5％未満を目標とすることも許容される。

注3）糖尿病罹病期間も考慮し、合併症発症・進展阻止が優先される場合には、重症低血糖を予防する対策を講じつつ、個々の高齢者ごとに個別の目標や下限を設定してもよい。65歳未満からこれらの薬剤を用いて治療中であり、かつ血糖コントロール状態が図の目標や下限を下回る場合には、基本的に現状を維持するが、重症低血糖に十分注意する。グリニド薬は、種類・使用量・血糖値等を勘案し、重症低血糖が危惧されない薬剤に分類される場合もある。

【重要な注意事項】　糖尿病治療薬の使用にあたっては、日本老年医学会編「高齢者の安全な薬物療法ガイドライン」を参照すること。薬剤使用時には多剤併用を避け、副作用の出現に十分に注意する。

日本老年医学会・日本糖尿病学会編・著：高齢者糖尿病診療ガイドライン2017. 南江堂, 東京, 2017：46. より転載

糖尿病治療の全体像

POINT 4 ２型糖尿病の治療は、生活習慣の改善が基本

　生活習慣病といわれる２型糖尿病は、まずは食事療法や運動療法による生活調整が重要です。残念ながら、薬物療法だけでは糖尿病の治療は効果が出にくいのです。

　しかし、日々の生活のなかで、今までの生活習慣を見直し、それを継続していくことは、重要でありながらとても難しいことです。糖尿病をもつ患者さんが、治療の必要性や目的を理解し、その人なりに継続できる生活調整の方法を一緒に見いだしていくことが大切です。

　また、薬物療法については、投与のタイミングが食事摂取と大きく影響するため、用法が複雑です。患者さんが用法を正しく理解し、自己管理ができるような指導が重要となります。

　１型糖尿病は、内因性のインスリン分泌が低下していることが多く、この場合はインスリン注射による薬物療法が必須となります。食事内容や活動量とインスリンのバランスをとるための、生活に合わせた薬物療法が必要です。

２型糖尿病患者の治療イメージ

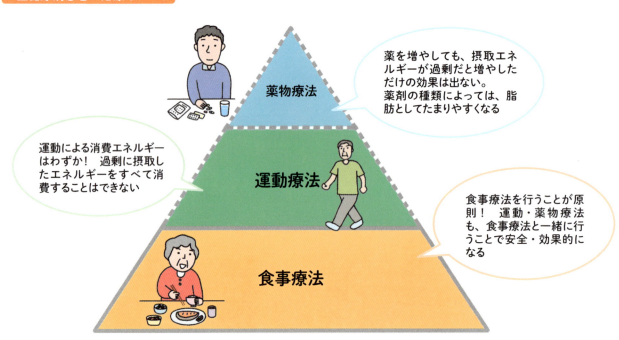

薬物療法：薬を増やしても、摂取エネルギーが過剰だと増やしただけの効果は出ない。薬剤の種類によっては、脂肪としてたまりやすくなる

運動療法：運動による消費エネルギーはわずか！　過剰に摂取したエネルギーをすべて消費することはできない

食事療法：食事療法を行うことが原則！　運動・薬物療法も、食事療法と一緒に行うことで安全・効果的になる

インスリン非依存状態の治療

血糖コントロール目標は、患者の年齢や病態などを考慮して患者ごとに設定する

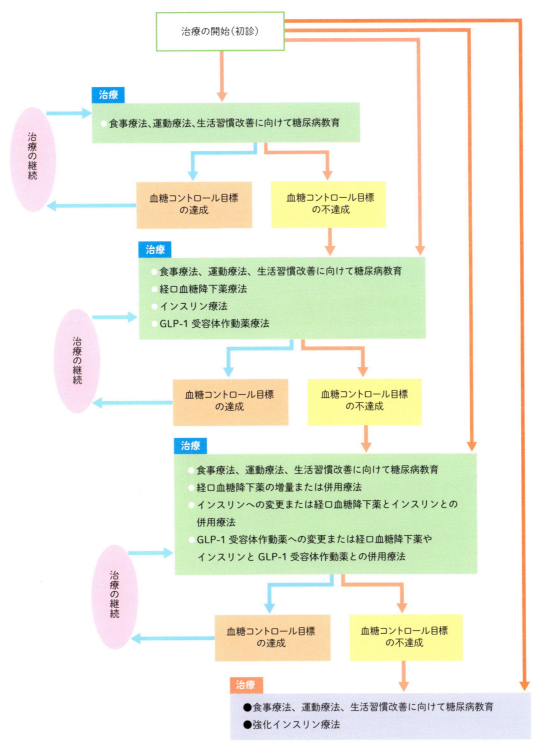

日本糖尿病学会編・著：糖尿病治療ガイド 2018-2019. 文光堂, 東京, 2018：32. より転載

糖尿病の食事療法

> **POINT 1** 食事療法は糖尿病治療の基本

　合併症の有無や病状によって非適応や制限のかかる運動療法や薬物療法と異なり、食事療法は糖尿病のすべての患者さんにとって重要な治療法といえます。

　1型糖尿病と2型糖尿病とでは、食事療法のとらえ方は少し異なります。特に、インスリン抵抗性が病態の中心の2型糖尿病の患者さんにとっては、食事療法が治療の基盤となります。また、合併症がある場合や小児、高齢者など、発達段階によって注意すべき点が異なります［→ p.77］。

食事療法の目的
1. 健康な人と同じ生活を営むための必要かつ十分な栄養素を摂ること
2. 糖尿病状態下での全身の代謝異常を是正し、血糖、血中脂質、血圧などを良好に維持し、合併症発症・進展を予防すること

食事療法の基本
1. 適正なエネルギー量の食事
2. 栄養素のバランスのよい食事
3. 規則的な食習慣

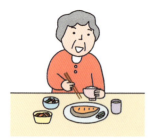

食事療法の目的を達成するために、患者さん1人1人の条件を考慮しながら、その人にとってより健康的な状態に近づけていくことが重要です。

ここでは主に、成人の2型糖尿病（インスリン非依存状態にある）患者さんを中心に考えた、食事療法について解説します。

> **もっと知りたい！　1型糖尿病患者の食事療法**
>
> 　1型糖尿病の治療の中心はインスリン療法となります。そのため、1型糖尿病における食事療法は、いわゆる「食事制限」ではなく、その人の食生活に合わせてインスリン量を調節することが重要となります。
> 　しかし、エネルギーの過剰摂取や、バランスの悪い食生活は、肥満やインスリン抵抗性の増大、血糖コントロールの乱れ、合併症の発症や進展につながります。1型糖尿病であっても、ライフステージに合ったエネルギー摂取や各栄養素のバランスのよい食習慣がつくれるよう支援する必要があります。

摂取エネルギー量は患者の条件に合わせて決める

　適正なエネルギー摂取の意義は、適正体重を維持しながら、日常生活を送るうえで必要とされる最低限のエネルギー摂取にとどめることです。過剰なエネルギー摂取を避け、身体の中でのインスリン必要量を減らすことにより、インスリン作用不足、ひいては血糖コントロールが改善されます。

　適正なエネルギーは、患者さんの標準体重と身体活動量をもとに算出します。この摂取エネルギー量をもとに、年齢や性別、目標体重と肥満度、現在の食事摂取量、生活活動量などを考慮して決めます。おおむね **男性は 1600 〜 2000kcal、女性は 1400 〜 1800kcal** の範囲で調節します。

摂取エネルギーの算定方法

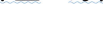

摂取エネルギー ＝ 標準体重 × 身体活動量
　　　　　　　　　　　　　　❶　　　　　❷

❶ 標準体重(kg)＝［身長(m)］² × 22

❷ 身体活動量（kcal/kg標準体重）

・軽労作（デスクワークが多い職業、主婦など）	25〜30kcal/kg標準体重
・普通の労作（立ち仕事が多い職業など）	30〜35kcal/kg標準体重
・重い労作（力仕事が多い職業など）	35〜　kcal/kg標準体重

▶この表に示した摂取エネルギーの算出方法には性別や年齢、これまでの摂取エネルギー量などは考慮されておらず、あくまでもめやすです。例えば、身長と身体活動量が同じ人で、摂取エネルギーが1600kcalになったとしても、これまでの摂取量が3000kcalの人と、2000kcalの人とでは、食事療法を実践するうえでの困難度はまったく異なります。

▶そのため、実際には年齢や性別、現在の体重や肥満度、血糖コントロール状況、これまでの食事摂取量などを考慮し、患者さん個々に合わせた目標を設定します。

> **例** 専業主婦のAさん（身長160cm、体重60kg）の摂取エネルギー
> 標準体重：1.6m × 1.6m × 22 ≒ 56kg
> 身体活動量：25〜30kcal/kg標準体重
> 1日の摂取エネルギー量：56kg ×（25〜30）kcal/kg ＝ 1400〜1680kcal

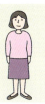

糖尿病の食事療法

POINT 3 五大栄養素と食物繊維を過不足なく摂取する

　栄養バランスのよい食事とは、1日の摂取エネルギー量内で、炭水化物、タンパク質、脂質、ビタミン、ミネラルの五大栄養素を過不足なく摂取することです。まずは、五大栄養素と食物繊維のはたらきを覚えておきましょう。

　各栄養素の配分は、1日の摂取エネルギーをエネルギー産生栄養素である、炭水化物・タンパク質・脂質で摂取します。このときのバランスとして、**炭水化物は指示エネルギー量の50～60％、タンパク質は20％以下（標準体重あたり1.0～1.2g程度）、残りを脂質で摂取します。** 脂質は脂質組成への配慮も必要となります。これらに、ビタミン・ミネラル、食物繊維を適量摂取します。

各栄養素と食物繊維のはたらき

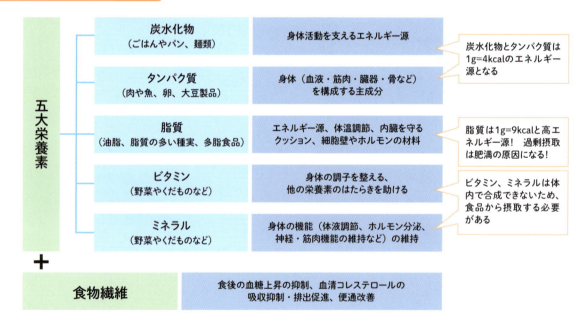

各栄養素と食物繊維をバランスよく

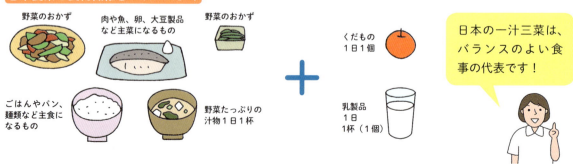

日本の一汁三菜は、バランスのよい食事の代表です！

五大栄養素と食物繊維・食塩の摂取量のめやす

炭水化物	指示エネルギー量の50～60%
タンパク質	指示エネルギー量の20％以下（1.0～1.2g/kg標準体重）
脂質	指示エネルギーの20～30% ＊飽和脂肪酸は7％、多価不飽和脂肪酸は10％以内におさめる ＊高コレステロール血症の場合は、コレステロール200mg/日未満とする

ビタミン・ミネラル	「日本人の食事摂取基準（2015年度版）」を基準にする
食物繊維	合併症予防のためには1日20～25g摂取する
食塩	男性8.0g/日、女性7.0g/日未満とする ＊心血管疾患の抑制・高血圧合併・顕性腎症期以降の場合は、6.0g/日未満とする

もっと知りたい！　糖質？ 炭水化物？ 違いは何？

炭水化物は、糖質に食物繊維が結合したものです。糖質は糖類と多糖類、糖アルコールに分類されます。さらに糖類は単糖類、二糖類に分けられ、炭水化物は体内で単糖類まで分解され吸収されます。

最近、食品表示でよく見る「糖質0」とは糖類を含む糖質全般が入っていないもの、「糖類0」は糖類である単糖類と二糖類が入っていないものです。より血糖値に影響が少ないのは「糖質0」といえます。しかし、こういったものを多く摂取することは「甘味に慣れ」、日常的に甘いものを摂取する習慣にもつながってしまいます。利用する場合は、摂取する頻度や量などを工夫し、じょうずに利用できるように患者さんと相談しましょう。

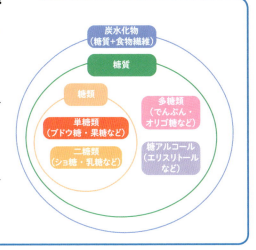

もっと知りたい！　低炭水化物食は効果があるの？

米国糖尿病学会は、減量を目的に行う低炭水化物食は、短期的な効果はありましたが、1年後の効果は低脂肪食と差がなかったとしています。一方、低炭水化物食と低脂肪食を比較すると、1年後のHbA1cは低炭水化物食のほうが低下していたとされています。しかし、対象人数が少なく、十分なエビデンスは得られていません。また、極端に炭水化物を制限するとタンパク質や脂質摂取が増え、腎症や動脈硬化の進展が懸念されます。

健康的な食習慣の形成や、食事・運動・薬物療法を安全・効果的に行うためにも、栄養バランスのよい食事を基本にすることが勧められます。患者さんの希望がある場合は、医師や管理栄養士などとよく相談しましょう。

糖尿病の食事療法

POINT 4 欠食せずに1日3食、夜9時以降は食べない

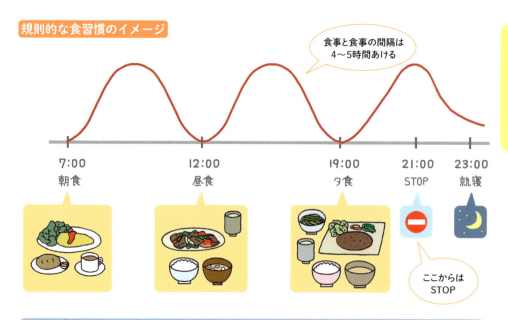

規則的な食習慣のイメージ

食事と食事の間隔は4〜5時間あける

7:00 朝食 / 12:00 昼食 / 19:00 夕食 / 21:00 STOP / 23:00 就寝

ここからはSTOP

規則的な食習慣をつくることで、食後の血糖値の変動や、著しい高血糖・低血糖を避けることが可能です。

1日の食事回数は朝食、昼食、夕食の3回　エネルギーをできるだけ均等に分割する

▶食事を1日3回規則的に摂取した場合と、欠食した場合を比較すると、欠食したときのほうが、食後の血糖値の上昇度は大きいといわれています。

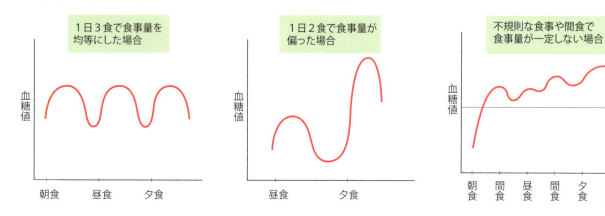

1日3食で食事量を均等にした場合／1日2食で食事量が偏った場合／不規則な食事や間食で食事量が一定しない場合

食事と食事の間隔は4〜5時間くらい空けることが望ましい

▶食後に上昇した血糖値が食前のレベルに戻るまでには4〜5時間程度かかります。

夕食は21時までに済ませる　　できるだけ間食はしない

▶翌日早朝の高血糖を避けるため、夕食は21時までに済ませ、それ以降の摂取は控えるのがよいでしょう。
▶間食（食事と食事の間の摂取）をすると、血糖値が食前のレベルまで下がりきらないうちに次の食事を摂取することになり、食後の高血糖をまねきます。

食品交換表の活用
POINT 5
適切なエネルギー、栄養素のバランスを理解する

糖尿病の患者さんに食事療法の基本となる、適正なエネルギー摂取、栄養素のバランスのよい食事を理解し実践してもらうための指導方法、ツールとして「**糖尿病食事療法のための食品交換表**」（以下、食品交換表）があります。

食品交換表の特徴

①食品それぞれに含まれる主な栄養素によって表1～6と調味料に分類
②各食品群に1単位80kcalという共通の単位を定め、1単位に相当する各食品の重量を示す
③各食品群と調味料に含まれる各栄養素の平均を示す

食品交換表の3原則

食品交換表の3つの原則に則って食事量・内容を考えます。

1. **80kcalを単位とする**
   食材や調味料を80kcalを1単位として計算する

2. **同じ表内の食品と交換する**
   食品の交換は同じ表の中で行い、栄養素が異なる違う表の食品とは交換しない

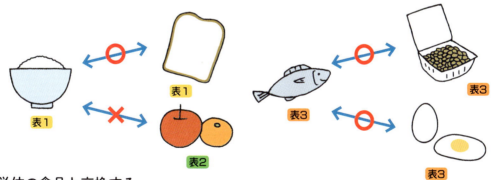

3. **同じ単位の食品と交換する**
   同じ表内の食品を、同じ単位で交換する。
   例えば、ごはん50g（1単位）はじゃがいも110g（1単位）に交換する

糖尿病の食事療法

食品交換表の食品分類（表1～6）

食品の分類		食品の種類	1単位（80kcal）あたりの栄養素の平均含有量（g）		
			炭水化物 1gあたり 4kcal	たんぱく質 1gあたり 4kcal	脂質 1gあたり 9kcal
表1	炭水化物を多く含む食品（I群）	穀物、いも、炭水化物の多い野菜と種実、豆（大豆を除く）	18	2	0
表2		くだもの	19	1	0
表3	たんぱく質を多く含む食品（II群）	魚介、大豆とその製品、卵、チーズ、肉	1	8	5
表4		牛乳と乳製品（チーズを除く）	7	4	4
表5	脂質を多く含む食品（III群）	油脂、脂質の多い種実、多脂性食品	0	0	9
表6	ビタミン、ミネラルを多く含む食品（IV群）	野菜（炭水化物の多い一部の野菜を除く）、海藻、きのこ、こんにゃく	14	4	1
調味料		みそ、みりん、砂糖など	12	3	2

日本糖尿病学会編・著：糖尿病食事療法のための食品交換表 第7版，日本糖尿病協会・文光堂，東京，2013：12-13. より一部改変して転載

食品交換表を使った食事療法の手順

1. 1日の指示単位を求める
- 医師から指示された1日のエネルギー量を80kcalで割り、1日の単位数を求める。1600kcalの場合は、1日20単位となる。

2. 各表の必要な単位配分を決める
- 患者の病状や食習慣、嗜好を考慮し、炭水化物の割合を60％、55％、50％のいずれかで選択する。
- 炭水化物の割合をもとに、配分例を参考にし、各栄養素の配分を決める。

3. 各表の単位配分を各食事に、さらに配分する
- 1日で摂取する栄養素とその単位を、3食にできるだけ均等に配分する。
- 間食は患者の食習慣や嗜好に合わせ摂ることとし、表2（くだもの）と表4（乳製品）の食品を利用してもかまわない。

日本糖尿病学会編・著：糖尿病食事療法のための食品交換表 第7版．日本糖尿病協会・文光堂，東京，2013：16-17．をもとに作成

1日20単位の配分例

炭水化物60％の場合
炭水化物240g　たんぱく質70g　脂質40g

	食品交換表	表1	表2	表3	表4	表5	表6	調味料
	食品の種類	穀物、いも、豆など	くだもの	魚介、大豆、卵、チーズ、肉	牛乳など	油脂、多脂性食品など	野菜、海藻、きのこ、こんにゃく	みそ、みりん、砂糖など
各表の1日指示単位	1日の指示単位	10	1	4.5	1.5	1	1.2	0.8
各食事へ配分された単位	朝食の単位	3		1			0.4	
	昼食の単位	3	1	1.5	1.5	1	0.4	0.8
	夕食の単位	4		2			0.4	
	間食の単位							

炭水化物55％の場合
炭水化物223g　たんぱく質72g　脂質47g

	食品交換表	表1	表2	表3	表4	表5	表6	調味料
	食品の種類	穀物、いも、豆など	くだもの	魚介、大豆、卵、チーズ、肉	牛乳など	油脂、多脂性食品など	野菜、海藻、きのこ、こんにゃく	みそ、みりん、砂糖など
各表の1日指示単位	1日の指示単位	9	1	5	1.5	1.5	1.2	0.8
各食事へ配分された単位	朝食の単位	3		1			0.4	
	昼食の単位	3	1	2	1.5	1.5	0.4	0.8
	夕食の単位	3		2			0.4	
	間食の単位							

炭水化物50％の場合
炭水化物206g　たんぱく質78g　脂質52g

	食品交換表	表1	表2	表3	表4	表5	表6	調味料
	食品の種類	穀物、いも、豆など	くだもの	魚介、大豆、卵、チーズ、肉	牛乳など	油脂、多脂性食品など	野菜、海藻、きのこ、こんにゃく	みそ、みりん、砂糖など
各表の1日指示単位	1日の指示単位	8	1	6	1.5	1.5	1.2	0.8
各食事へ配分された単位	朝食の単位	2		2			0.4	
	昼食の単位	3	1	2	1.5	1.5	0.4	0.8
	夕食の単位	3		2			0.4	
	間食の単位							

> 炭水化物55％・50％では、タンパク質の量が標準体重1kgあたり1.2gを超えることがあり、腎症3期以降の患者さんには不適切なので、注意しましょう。

日本糖尿病学会編・著：糖尿病食事療法のための食品交換表 第7版，日本糖尿病協会・文光堂，東京，2013：29，31，33．を一部改変して転載

糖尿病の食事療法

POINT 6 カーボカウント
炭水化物の総摂取量から血糖をコントロールする

　炭水化物、タンパク質、脂質は、いずれも血糖値に影響します。特に食直後の血糖値には、食事で摂取した炭水化物量が大きな影響を及ぼします。糖尿病の患者さんの場合、炭水化物量が少なくても、非糖尿病者と比べ血糖上昇が大きく、高血糖状態が長く続く傾向にあります。

　カーボカウントとは、これまでの適正エネルギーやバランスよく各栄養素を摂取することを目的とした食事療法とは異なり、炭水化物の総摂取量を計算し、食後に血糖値がどの程度上昇するかを予測して血糖コントロールをすることを目的としたものです。

　カーボカウントを効果的に実践するうえで、摂取エネルギーや各栄養素のバランスに注意することが大切です。

各栄養素がブドウ糖に変化する速度のイメージ

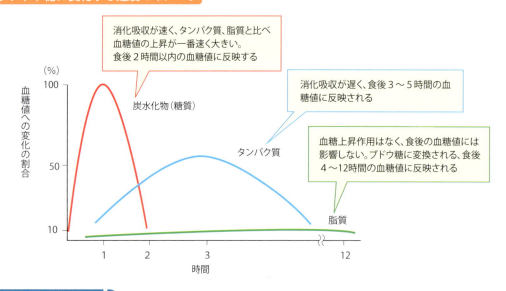

こんなときどうする？　自炊が難しい場合

　食品交換表を利用した食事療法は、基本的に食材を選び、調理することが前提になっています。自炊する習慣のない人や苦手・面倒に感じている人には、受け入れにくい方法かもしれません。患者さんの食習慣や知識・理解度、食事療法に対する意欲などに合わせて、以下の3つのような食品交換表の活用を考えましょう！

・食品交換表の原則に沿って食事療法を行う
・食品に含まれる栄養素と、1単位に相当する食品量の大まかな理解に役立てる
・まずは、食品に含まれる各栄養素を理解してもらう

カーボカウントの適応と手順

カーボカウントには「基礎」と「応用」の2種類があります。

	基礎カーボカウント （炭水化物コントロール）	応用カーボカウント （インスリンコントロール）
特徴	1日に摂取する総炭水化物量を一定にすることで、食後の血糖値を安定させる	食事ごとに摂取する炭水化物量に応じてインスリン投与量を調節し、血糖コントロールをする
適応	・すべての糖尿病患者	・強化インスリン療法を行っている人（1型・2型とも） ・インスリンポンプを使用中の人
手順	〈共通手順〉 ❶炭水化物の食後の血糖値への影響を知る：炭水化物の食後血糖値への影響を理解してもらう ❷炭水化物を多く含む食品を知る：食品交換表や市販食品等の記載などを参考にしながら、炭水化物を多く含む食品を知ってもらう	
	❸1日に摂取する炭水化物量を知る：1日に摂取する炭水化物量を指示エネルギーの50〜60%として算出する（指示エネルギー1600kcalの場合は200〜240g） ❹1日に摂取する炭水化物量を分割する：❸で求めた炭水化物量を3食均等に分配する（1回の食事で、まとめて炭水化物を摂取すると、食後の高血糖につながる）	❸食事中に含まれる炭水化物量を計算する：主食やおかずなど、食事に含まれる炭水化物量を計算する（炭水化物10gで1カーボなので、食事に含まれる炭水化物量（g）を10で割る） ❹炭水化物量からインスリン投与量を計算する：インスリン／カーボ比（炭水化物1カーボの食品を摂取するのに対し、必要な超速効型インスリンの量）を計算する

※応用カーボカウントでインスリン投与量を調節する場合、インスリン／カーボ比で求めた食事摂取に必要なインスリン量に、高血糖の是正に必要な補正インスリン量（インスリン効果値〔＝1単位の超速効型インスリンで下がると予想される血糖値〕をもとに算出する）を加え投与する場合が多い

インスリン／カーボ比やインスリン効果値は日内変動、季節や気温、体調や性周期の影響を受けます。
カーボカウントを行う場合、適応も含め、医師や管理栄養士と相談しながら進めましょう。

こんなときどうする？　食事療法の受け入れが難しい場合

　糖尿病と診断されて間もなく、受け入れや学習、療養生活への意欲が十分整っていない状況で、食品交換表やカーボカウントについて説明しても、患者さんは「できるだろうか…」と不安を強めたり、面倒と感じ拒否してしまうこともあります。
　受け入れや学習への準備が整っていないと思ったときは、まず、これまでの食習慣について聞き、改善可能な項目から取り組むようにしましょう。

例えば…
・腹八分目にする　＊なるべく多くの種類の食品を食べる
・脂質を控える
・食物繊維（野菜、海藻、きのこ類）を増やす
・3食規則的に食べる
・ゆっくり、よく噛んで食べる　など

糖尿病の食事療法

POINT 7 合併症の内容、進展状況に合わせて実践する

1 糖尿病腎症がある場合

糖尿病の三大合併症である糖尿病腎症（以下、腎症）がある場合、腎症の進展を予防し、透析導入となるまでの期間を延長するために、血糖コントロールに加えて腎臓を保護するための食事が大切です。

具体的にはタンパク質と食塩の制限が重要となります。また、第3期以降ではカリウム制限も加わります。

糖尿病腎症の食事療法

良好な血糖コントロールを保つことで進展を阻止できる段階 ↑

病期	総エネルギー（kcal/kg標準体重/日）	タンパク質	食塩相当量	カリウム	治療、食事、生活のポイント
第1期（腎症前期）	25〜30	20%エネルギー以下	高血圧があれば6g未満/日	制限せず	・糖尿病食を基本とし、血糖コントロールに努める
第2期（早期腎症期）	25〜30	20%エネルギー以下	高血圧があれば6g未満/日	制限せず	・糖尿病食を基本とし、血糖コントロールに努める ・タンパク質の過剰摂取は好ましくない
第3期（顕性腎症期）	25〜30（GFR<45では第4期の食事内容への移行を考慮する）	0.8〜1.0 g/kg標準体重/日	6g未満/日	制限せず（高カリウム血症があれば<2.0g/日）	・適切な血糖コントロール ・タンパク質制限食
第4期（腎不全期）	25〜35	0.6〜0.8 g/kg標準体重/日	6g未満/日	<1.5g/日	・適切な血糖コントロール ・タンパク質制限食 ・貧血治療
第5期（透析療法期）	HD[*1]：30〜35	0.9〜1.2 g/kg標準体重/日	6g未満/日	<2.0g/日	・適切な血糖コントロール ・水分制限（HDの場合、最大透析間隔日の体重増加を6%未満とする）
	PD[*2]：30〜35	0.9〜1.2 g/kg標準体重/日	PD除水量(L)×7.5+尿量(L)×5(g)/日	原則制限せず	

第4期：タンパク質制限に伴うエネルギー不足予防のため、摂取エネルギーは25〜35とする

*1 HD（hemodialysis）：血液透析　*2 PD（peritoneal dialysis）：腹膜透析

糖尿病性腎症合同委員会：糖尿病性腎症病期分類2014の策定（糖尿病性腎症病期分類改訂）について．糖尿病 2014；57：529-534．に基づいて作成
日本糖尿病学会編・著：糖尿病治療ガイド2018-2019．文光堂，東京，2018：88-89．より改変して転載

タンパク質制限のポイント

1. 治療用特殊食品（低タンパク米、エネルギー・タンパク質調整食品など）を利用する
2. 食品を計量する
3. 少ない量でも多く見えるように工夫する（野菜と一緒の調理や、食材のみじん切りによるかさ増しなど）
4. おかずがなくても食べられる献立の工夫（チャーハンとスープなど）

カリウム制限のポイント

1. 野菜は茹でこぼす
2. 海藻類の摂取は控えめにする
3. くだものの摂取は缶詰を利用する
4. 干した食品の利用は少量にする
5. タンパク質制限を守る

こんなときどうする？　腎症の食事療法に戸惑い、受け入れられない場合

　患者さんは腎症がないときは、摂取エネルギーが過剰にならないように、そしてバランスのよい食事をするように教わっています。しかし、腎症が進展すると、タンパク質制限が始まります。タンパク質制限に伴うエネルギー不足による異化亢進予防のため、炭水化物の量や脂質の量が増え、これまでとはまったく正反対の食事となることや、今まで聞いたこともない「カリウム」という言葉でも出てきて、とても戸惑います。
　看護師は管理栄養士と連携を図り、患者さんの戸惑いを理解し、身体の状態と腎保護に必要な食事についてていねいに繰り返し説明し、新たな食習慣をつくれるよう支援することが大切です。

❷ 高血圧がある場合

　高血圧に対する食事療法は**減塩**です。減塩によって循環血液量が減少し、血圧が低下することが期待されます。

> 糖尿病患者さんが合併しやすいものとして、高血圧、脂質異常症、肥満が挙げられます。これらは糖尿病の発症や血糖コントロール、腎症や動脈硬化性疾患といった合併症の進展に大きく影響します。

高血圧の食事療法

減塩のポイント
目標は1日6g未満

1. 漬け物は控える
2. 麺類は控えめにして、スープやつゆは残す
3. 味噌汁やスープは1日1回、半杯にする
4. 薄味に慣れる
5. 加工食品を避ける（新鮮な素材の味を楽しむ）
6. ドレッシングは使わず、香辛料や香味野菜、酸味を利用する
7. ドレッシングや醤油、ソースなどを使う場合、直接かけずに、小皿に出す
8. 外食、中食を利用する場合は、丼ものより定食を選び、少し残す気持ちで
9. 食品に含まれる食塩の量を確認する習慣をつける

> 間食や飲酒を減らすこと、適正エネルギーを守ることも減塩につながります。

糖尿病の食事療法

❸ 脂質異常症がある場合

脂質異常症はタイプにより注意点が異なりますが、基本は**適正エネルギー量**を守ることが重要です。

脂質異常症の食事療法

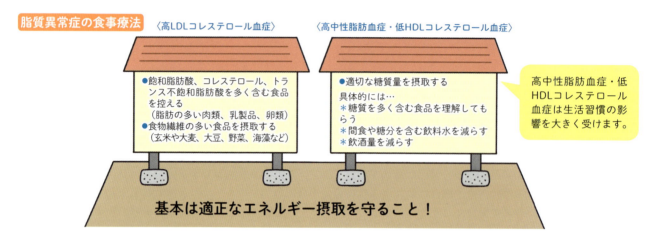

〈高LDLコレステロール血症〉
- 飽和脂肪酸、コレステロール、トランス不飽和脂肪酸を多く含む食品を控える（脂肪の多い肉類、乳製品、卵類）
- 食物繊維の多い食品を摂取する（玄米や大麦、大豆、野菜、海藻など）

〈高中性脂肪血症・低HDLコレステロール血症〉
- 適切な糖質量を摂取する
  具体的には…
  * 糖質を多く含む食品を理解してもらう
  * 間食や糖分を含む飲料水を減らす
  * 飲酒量を減らす

高中性脂肪血症・低HDLコレステロール血症は生活習慣の影響を大きく受けます。

基本は適正なエネルギー摂取を守ること！

❹ 肥満がある場合

肥満がある場合、減量によってインスリン抵抗性が減少し、血糖コントロールが改善されます。**摂取エネルギーの設定を通常よりも低めに設定し**、リバウンドを避け段階的に減量できるようにします。

肥満がある人の食事療法

肥満を予防するための食行動	肥満のある人への減量指導
1. 食べる場所・時間を決める 2. 今食べてよいかどうかを考える 3. 食事の間隔を空けすぎない 4. 外食を減らす 5. 寝る前2時間は食べない 6. 砂糖・油を用いた料理を避ける 7. 低エネルギー食品の利用 8. 食べたものは必ず記載する 9. ゆっくりよく噛んで食べる 10.「今日は特別」「これぐらいは」「あと一口、もう一口」をやめる	1. 目標体重を示す（最終目標と短期目標を示し、段階的な減量計画を立てる） 2. 減量速度は1か月2kg以内とする（25kcal/kg標準体重から開始し、変化をみながら調節する） 3. 高度肥満の場合、体力維持のため現体重1kg当たり20kcalは摂取する（上限は1日2000～2100kcalとする） 4. 外来での減量は1日1200kcal以上は摂取し、低エネルギー食による減量は原則として入院で行う 5. 同時に1日200～300kcal消費する運動療法を実施する 6. 体重の経過を記録する 7. 減量するだけで、血糖コントロールが改善する可能性があることを伝える

日本糖尿病療養指導士認定機構編・著：糖尿病療養指導ガイドブック2019．メディカルレビュー社，大阪，2019：62．より一部改変して転載

POINT 8 発達段階に合わせて実践する

いずれの発達段階においても、食事療法の重要性は同じです。ただし、小児や高齢者は成人とは異なる身体、心理社会的な特徴があり、その特徴に配慮した指導が必要となります。

1 小児の場合

● 1型糖尿病

膵β細胞の破壊によるインスリンの絶対的欠乏が基本的な病態であるため、治療の中心はインスリン療法となります。基本的に食事制限はせず、日本人の食事摂取基準などを参考に、1日に必要な適正エネルギーと栄養素を十分に摂取できるようにします。

● 2型糖尿病

小児2型糖尿病の場合、肥満を伴っていることが多く、治療の基本は成人と同様、食事・運動療法です。しかし、むやみにカロリー制限をすると、成長発達に影響し、ストレスの増大、QOLの低下につながります。そのため、過度なカロリー制限はせず、肥満の原因となった食習慣を改善し、体重増加の抑制、身長の伸びに伴う肥満度の低下をめざします。食習慣の改善は家族全員での取り組みが必要となるため、患児と保護者、両者に対して栄養指導を行います。

> 大切なのは子どもの健全な成長発達を支えること。
> 1型でも2型でも、より健康的な食習慣を身につけられるよう支援しましょう！

2 高齢者の場合

高齢の糖尿病患者さんにはさまざまな特徴があり、その個人差も大きくなります。食事療法は重要ですが、低栄養やサルコペニア予防、予後のために極端なエネルギー制限（1100kcal以下）はしません。高齢者でもバランスのよい食事をすることが重要で、認知機能低下や心血管疾患の予防のため、ビタミン、ミネラル、食物繊維を十分に摂取することが大切になります。

> 高齢の方が食習慣を変えることは、成人期の人以上に大変です。これまでの生活習慣や、今の身体の状態や認知機能などに合わせ、さまざまな職種と協力し、過不足なく食事ができるよう支援します。

高齢糖尿病患者の特徴

1. 口渇、多飲、多尿などの高血糖症状の自覚症状が乏しい
2. 低血糖症状が出にくく、重症低血糖を起こしやすい
3. 無症候性を含めた動脈硬化性疾患を合併していることが多い
4. 老年症候群（認知症、ADLの低下、うつ、サルコペニア、フレイル、転倒・骨折、排尿障害など）を合併しやすい
5. 社会・経済的問題やQOLの低下といった問題が、治療を難しくする場合がある

日本糖尿病学会編・著：糖尿病専門医研修ガイドブック 改訂第7版．診断と治療社，東京，2017：380．を一部改変して転載

糖尿病の運動療法

POINT 1 運動療法＝身体活動を増やすこと

　私たち人間は、身体を動かしながら日常生活を営んでいます。身体を動かすことを総称して「身体活動」といい、身体活動は「運動」と「生活活動」の2つに分けられます。

　運動であっても生活活動であっても、強度や量が同じであれば、血糖値はおおむね同じくらい低下すると考えられています。そのため、糖尿病の運動療法とは、必ずしも「運動」をすることだけではなく、生活活動による身体活動量によるエネルギー消費量である、**非運動性熱産生**（non-exercise activity thermogenesis：**NEAT**）を増やすことが大切です。

身体活動と生活活動・運動の定義と関係

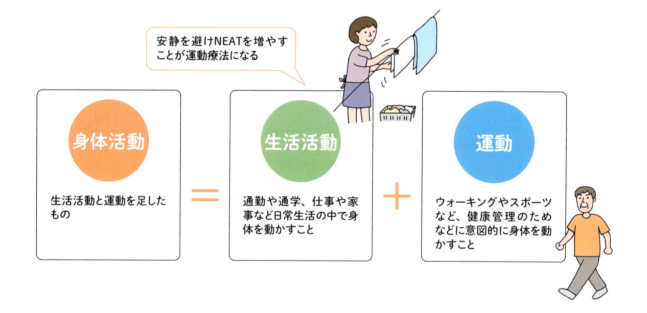

安静を避けNEATを増やすことが運動療法になる

身体活動：生活活動と運動を足したもの ＝ **生活活動**：通勤や通学、仕事や家事など日常生活の中で身体を動かすこと ＋ **運動**：ウォーキングやスポーツなど、健康管理のためなどに意図的に身体を動かすこと

もっと知りたい！　なぜ身体を動かさないとダメなの？

　安静（身体活動の少ない状況）が続くと、骨格筋などの除脂肪体重（lean body mass：LBM）が減少します。LBMの減少はインスリン抵抗性を引き起こし、さらには体力や基礎代謝率の低下につながります。その結果、さらに身体活動の減少、消費エネルギーの低下という悪循環をまねくことになります。

　座位でいる時間が長くなると、死亡率や心血管疾患が増加するといわれており、90分以上の座位を避け、身体活動を増やすことが推奨されています。

POINT 2 ブドウ糖は運動時の筋のエネルギー源になる

　筋のエネルギー源は、そのときどきの身体活動の程度によって変化します。安静空腹時の筋の主なエネルギー源は、脂肪組織から放出される**遊離脂肪酸**（free fatty acid：**FFA**）です。運動を開始すると運動筋では、安静時に比べ数十倍のエネルギーが必要となり、糖の利用が促進されます。

　最初は筋のグリコーゲンがブドウ糖に分解され、エネルギーとして利用されます。続いて血中ブドウ糖が利用されます。血中ブドウ糖の量はわずかなため、肝臓でグリコーゲン分解や糖新生によって産生されるブドウ糖が利用されます。また、脂肪分解によって生じたFFAもエネルギー源として利用されます。

安静時と運動時のエネルギー源

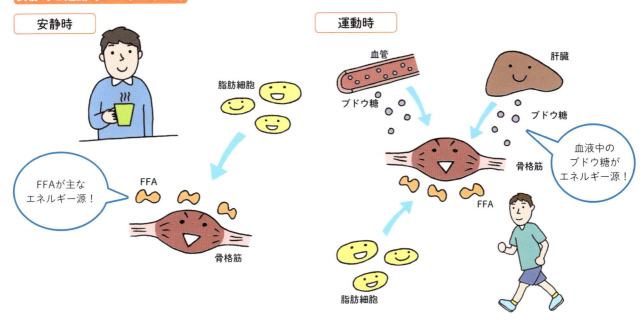

復習しよう！ 筋でのブドウ糖の取り込み

　運動時、運動筋（主に骨格筋）ではブドウ糖がエネルギー源として利用されます。通常、血中のブドウ糖は糖輸送担体4（glucose transporter 4：GLUT4〈グルットフォー〉）というタンパク質が細胞膜上へ移動し作用を発現することで、細胞内へ取り込まれます。

　GLUT4による細胞へのブドウ糖の取り込みには、インスリンが必要となります。しかし、運動時はGLUT4のインスリン非依存的な経路が活性されると考えられています。そのため、インスリン分泌が低下する運動時でも、運動筋内にブドウ糖が取り込まれます。

糖尿病の運動療法

POINT 3　運動には急性効果と慢性効果がある

運動による血糖値コントロールに対する直接的な効果には、「急性効果」と「慢性効果」があります。また、運動療法には血糖コントロールに対してだけではなく、高血圧や脂質異常症の改善、サルコペニアやフレイルの予防・改善など、さまざまな効果があります。

運動のさまざまな効果

1. 血糖値が低下する（急性効果）
2. インスリン抵抗性が改善する（慢性効果）
3. 加齢（筋萎縮や骨粗鬆症）を予防する
4. 高血圧や脂質異常症を改善する
5. 心肺機能を維持し改善する
6. QOLの維持、向上

1　運動の急性効果

運動によって筋肉へのブドウ糖の取り込みが促進され、血糖値が低下します。特に食後に運動を行うことで、食後の高血糖が抑制され、1日の血糖値の変動を少なくすることが期待できます。

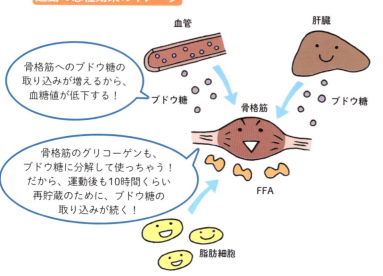

運動の急性効果のイメージ

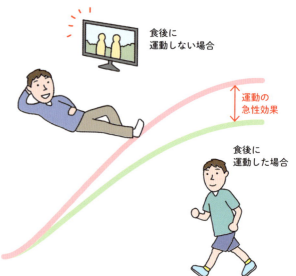

運動の急性効果による血糖上昇の抑制

❷ 運動の慢性効果

運動を長期間続けることで、インスリン抵抗性（インスリン感受性）の改善、筋肉量の増加や基礎代謝率の上昇により、筋へのブドウ糖の取り込みが促進され、その結果、血糖値が改善します。

運動の慢性効果のイメージ

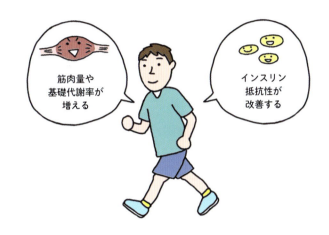

❸ 運動の目的

食後の運動による食後の血糖値上昇の抑制、有酸素運動を継続することによる、血糖コントロールやインスリン抵抗性などの改善が重要な目的となります。また、1型糖尿病においても、心血管疾患のリスクファクターの低下やQOLの改善に効果があるとされており、病型を問わず運動は糖尿病の重要な治療です。

> **もっと知りたい！　運動によるインスリン抵抗性の改善**
>
> 脂肪細胞からはアディポサイトカインという生理活性物質が分泌されています。このアディポサイトカインには、悪玉（インスリン抵抗性・脂質異常症・高血圧・動脈硬化などの促進作用をもつ）と、善玉（抗動脈硬化・抗炎症・インスリン感受性上昇作用をもつ）があります。
> 　運動を継続することで、内臓脂肪が減少すると、悪玉アディポサイトカインの分泌低下と善玉アディポサイトカインの分泌回復によってインスリン抵抗性が改善されます。

糖尿病の運動療法

> **POINT 4** 運動療法には禁忌と注意が必要な場合がある

運動療法は糖尿病患者さんにとって重要な治療方法の1つです。しかし、血糖コントロールの状態や合併症の有無・程度、その他、虚血性心疾患や整形外科的疾患がある場合、運動を行うことが逆に身体へのリスクになる場合もあります。

糖尿病患者の運動におけるリスク

代謝系

- ▶高血糖、ケトーシスの悪化
- ▶薬物療法中の低血糖

血糖コントロールが非常に悪い状態で運動すると、インスリン拮抗ホルモンの分泌が増加し、肝臓のグリコーゲン分解・糖新生、脂肪組織での脂肪細胞分解が促進され、血糖値、FFA、ケトン体が増加する。
インスリン注射やインスリン分泌促進を使用している場合、低血糖を起こす可能性がある。

細小血管系

- ▶眼底出血
- ▶タンパク尿の増加
- ▶神経障害

運動による血圧上昇によって、眼底出血やアルブミン尿・タンパク尿の増加による腎臓への負担をまねく可能性がある。自律神経障害では、運動での心拍増加・血圧上昇への反応が悪く心筋梗塞や突然死につながる可能性がある。

大血管系

- ▶虚血性心疾患による循環器系機能障害、不整脈
- ▶運動中の過度な血圧上昇
- ▶運動後起立性低血圧

神経障害などが進行していると無症候性心筋虚血を起こすこともあり、スクリーニングが重要となる。

筋骨格系

- ▶足潰瘍
- ▶シャルコー関節の悪化
- ▶変形性関節症の悪化

神経障害や閉塞性動脈硬化症を合併している可能性がある。運動による下肢への負担で、潰瘍や壊疽などを誘発することがある。

合併症やその他の病気があっても、運動が絶対に禁忌になるわけではありません。その人の身体の状態に合わせた運動を行うことが大切です（詳しくはp.90参照）。

運動療法の制限もしくは禁止が必要な患者

- 血糖コントロールが極端に悪い（空腹時血糖値が250mg/dL以上またはケトン体中等度陽性）
- 心機能や肺機能に障害がある
- 増殖網膜症による新鮮な眼底出血がある
- 腎不全（血清クレアチニン 男性2.5mg/dL 女性2.0mg/dL以上）
- 高度の糖尿病自律神経障害がある
- 骨や関節に障害がある
- 急性感染症がある
- 糖尿病壊疽がある
- 高血圧がある（収縮期血圧180mmHg、拡張期血圧100mmHg以上）

患者さんは血糖値を下げたいと思うあまり、過度に運動を行ってしまう場合があります。焦らず、メディカルチェックを受けてから運動をするように患者さんに伝えましょう！

もっと知りたい！ 高齢者の運動療法

運動による効果は高齢者にとっても同様です。しかし、複数の疾患を有している人が多いため、運動によってそれらが悪化したり、心血管イベントが誘発される危険性があります。

運動前に必ずメディカルチェックを行い、運動前後のストレッチと水分補給、低血糖予防が大切になります。

運動の方法としては、有酸素運動・レジスタンス運動、バランス運動、ストレッチ運動のいずれもが勧められます。有酸素運動の場合、30分×2/日の歩行、4〜5日/週以上を目標にします。

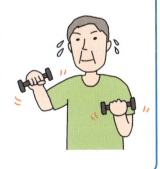

糖尿病の運動療法

POINT 5 メディカルチェックで運動療法の適応を確認する

運動療法を安全・効果的に行うために、糖尿病の病状、年齢や運動習慣、体力などを把握し、その人の状況に合った運動療法を考える必要があります。そのために、問診や診察、検査などのメディカルチェックを行います。

糖尿病の状態や合併症や運動障害の有無・程度で、運動療法の可否が判断されます。運動療法が可能な場合は、具体的な運動処方を検討します。不可と判定された場合は、状況に応じた専門的治療が優先されることになります。

メディカルチェックの内容

問診
● 自覚症状（胸痛、息切れ、失神、めまい　など）
● 家族歴（原因不明の突然死など）
● 運動歴、運動習慣、生活活動量（歩行時間など）
● 服薬している薬剤（経口血糖降下薬、降圧薬、β遮断薬　など）

身体所見
● 起立性低血圧の有無
● 不整脈の有無
● 心雑音
● 下肢腱反射
● 振動覚検査
● 足背、後脛骨動脈の触知
● 足の観察（外反母趾、鶏眼、白癬、爪の状態など）

胸部X線、安静時心電図
一般血液検査、尿検査（ケトン体、タンパク）、肝・腎スクリーニング検査
運動負荷試験（心拍、血圧、心電図、酸素摂取量、乳酸）

合併症に関する検査
● 尿アルブミン排泄量、眼底検査
● 心電図RR間隔変動（CV_{RR}）
● ホルター心電図（不整脈、狭心症）
● 心エコー（心雑音、心電図異常）
● 心筋シンチグラフィ（心筋虚血の診断）
● 冠動脈CT（冠動脈石灰化）
● 頸動脈血管エコー（プラークの有無）
● 足関節血圧/上腕血圧比（ABI）
● 脈波伝播速度（PWV）

体力テスト（筋力、柔軟性、片足立ちテスト）

● は病状により実施する項目

看護師の行う問診や足の観察がとても重要です。
合併症に関する検査は、合併症評価をしてよく行われている検査です。カルテを確認して、患者さんの状態を把握しましょう！

田中史朗, 他：運動療法の適応とメディカルチェック. 糖尿病プラクティス 2009；26（3）：289. より一部改変して転載

POINT 6 有酸素運動とレジスタンス運動を組み合わせる

　メディカルチェックで運動療法が適応となったら、具体的な運動処方を考えます。運動処方には「種類」「頻度」「時間」「強度」などが含まれます。運動処方は、糖尿病患者さんの運動習慣や運動療法に対する考えや期待、ライフスタイルなどを考慮して決定します。

　運動の種類には「有酸素運動」と「レジスタンス運動」があります。

　有酸素運動は、全身の筋を動かすことで、骨格筋のインスリン感受性を亢進し血糖値を低下させます。また、レジスタンス運動は、筋重量を増やしインスリン感受性を高め、血糖値を低下させます。筋肉や筋量は骨粗鬆症、有酸素運動能力、基礎代謝量などにも影響しているため、レジスタンス運動を行うことも大切になります。また、有酸素運動、レジスタンス運動は単独で行っても効果はありますが、組み合わせることで、単独で行うよりもHbA1cの改善が期待できます。

有酸素運動とレジスタンス運動

有酸素運動
身体に必要な酸素の負荷が軽度な運動

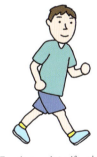

歩行、ウォーキング、水泳、ジョギングなど全身を使った運動

レジスタンス運動
筋肉に抵抗負荷をかける動作を繰り返す運動

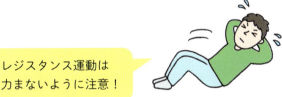

レジスタンス運動は力まないように注意！

ダンベルやスクワット、腹筋運動、腕立て伏せなど、有酸素レベルの筋力トレーニング

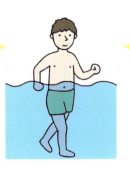

水中ウォーキングは有酸素運動とレジスタンス運動のミックス

有酸素運動とレジスタンス運動を組み合わせると、より効果的

糖尿病の運動療法

POINT 7 がんばりすぎず、軽く息が弾む程度の運動を

　同じ運動でも、身体にかかる負担は人それぞれ異なります。運動強度が弱すぎると十分な効果は得られず、逆に強すぎると心臓に負担が増し、危険を伴います。患者さん1人1人の状況に合った運動強度の設定が重要です。

　糖尿病の運動療法として一般的に推奨される強度は、中等度の有酸素運動を行うことです。中等度の運動とは、最大酸素摂取量（VO₂max）の40〜60％程度の運動で、**心拍数では〔（220－年齢）－（安静時心拍数）〕×40〜60％＋安静時心拍数**で求めることができます。

　しかし、自律神経障害や心血管障害がある場合や、β遮断薬を内服している場合、心拍数を指標にすることが困難となります。そのような場合は、**自覚的運動強度**（rating of perceived exertion：**RPE**）も併用し、具体的に運動強度を示します。

自覚的運動強度（RPE）

RPE得点	強度の割合％ VO₂max	強度の感じ方	その他の感覚
19	100	最高にきつい	からだ全体が苦しい
18			
17	90	非常にきつい	無理、100％と差がないと感じる、若干言葉が出る、息がつまる
16			
15	80	きつい	続かない、やめたい、のどが渇く、がんばるのみ
14			
13	70	ややきつい	どこまで続くか不安、緊張、汗びっしょり
12			
11	60	やや楽である	いつまでも続く、充実感、汗が出る
10			
9	50	楽である	汗が出るか出ないか、フォームが気になる
8			
7	40	非常に楽である	楽しく気持ちがよいが、もの足りない
6			
5	30	最高に楽である	動いたほうが楽、まるでもの足りない

運動習慣がない人や体力低下がある場合は、患者さんの状況に合わせ、少しずつ強度を上げていきます。

・運動療法導入時は、中等度のなかでもあまり強度が強くない程度（RPE11〜12）から開始し、リスクを考慮しながら、やや強い強度の運動（RPE12〜13）を勧めていきます。
・中等度の運動は、自覚的には「やや楽である」〜「ややきつい」程度となります。

やや楽から〜ややきつい、おしゃべりしながら続けられるか、"息が弾む程度"の強さがおすすめです。

POINT 8 運動は食後1～2時間で1週間に3～5日、合計150分が目標

　有酸素運動を行う場合、脂質や糖質を効率的に燃焼させるために1回あたり20～60分程度の運動をすることが勧められています。しかし、1回20分未満の運動であっても、数回実施し、その合計がまとまった時間になれば運動としての効果は得られるため、必ずしも1回20分以上である必要はありません。レジスタンス運動であれば、8～10種類を10～15回行うことを1セットとし、少しずつ強度やセット数を増やしていきます。**有酸素運動、レジスタンス運動とも、1週間のうち単回ではなく数回行い、それを継続させる**ことで、より運動の効果を得ることができます。有酸素運動は可能であれば毎日、少なくとも3～5日/週、計150分以上行います。レジスタンス運動は、2～3回/週で間隔を空け、できれば有酸素運動と一緒に行うことが効果的です。

　運動を行うタイミングとしては、食後の血糖上昇の抑制や低血糖予防のため、食後1～2時間以内に行うことが勧められます。インスリン療法やインスリン分泌促進薬などを服用中の場合、空腹時に運動することで低血糖を起こす可能性が高くなるため、空腹時や食前の運動は避けるようにします。

運動の時間と頻度

1週間で150分実施できるように！

有酸素運動
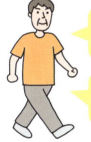

- 食後1～2時間以内が効果的！
- 気乗りしない日、忙しい日は無理せずお休み

▶ 3～5日/週以上（3日は空けない）
▶ 1回20～60分程度（20分未満を数回繰り返してもOK）

レジスタンス運動
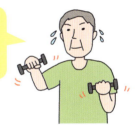

- 急激に血圧を上げないように、息は止めないで！

▶ 2～3回/週程度
▶ できれば有酸素運動を組み合わせて行う

もっと知りたい！　有酸素運動は毎日行わなくてよいの？

　糖尿病患者さんの運動による血糖値を下げる効果は、運動時だけではなく、運動後12～72時間持続するといわれています。そのため、必ずしも毎日ではなく、患者さんのできる日数から開始し、少しずつ増やし週3～5日を継続できるようにします。

糖尿病の運動療法

POINT 9 運動が難しい場合は、日常の生活活動を増やす

　ここまでは「運動」を行う場合の具体的な運動処方について示しましたが、身体活動には「運動」と「生活活動」があります [→ p.78]。「生活活動」であっても、その種類や実施時間によっては、運動と同等の効果を得ることができます。運動の時間を取ることが難しい場合など、運動の実施が困難な患者さんには、生活活動による身体活動を増やすことを勧めます。そして、1日の身体活動量（「運動」+「生活活動」）として、**1日1万歩、約160〜240kcal消費をめざします。**

約2000歩に相当する生活活動の例

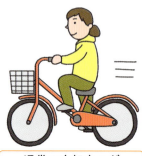
犬の散歩（歩行）

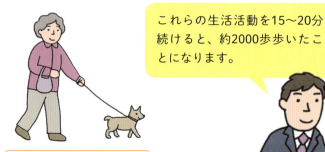
これらの生活活動を15〜20分続けると、約2000歩歩いたことになります。

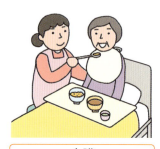
介護

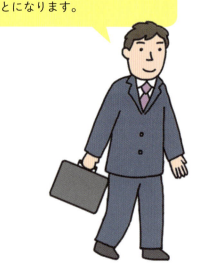
通勤・通学（歩行）

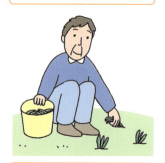
草むしり・庭の手入れ

通常の自転車こぎ

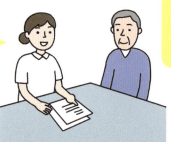

1日の身体活動量として、1日1万歩、約160〜240kcal程度の消費をめざしましょう。

「こんなことも運動になる！」を患者さんに伝えましょう。

「健康づくりのための身体活動指針（アクティブガイド）」と「健康づくりのための身体活動基準2013」

　厚生労働省は、2006年に「健康づくりのための運動指針2006（エクササイズガイド2006）」と「健康づくりのための運動基準2006」を策定し、身体活動と運動に関する普及啓発に取り組んできました。

　そして、新たな科学的知見をもとに改定され、「健康づくりのための身体活動指針（アクティブガイド）」と「健康づくりのための身体活動基準2013」が発表されました。身体活動のめやすとなる歩数が、この10年間で1000歩（約30kcal、時間に換算すると約10分）減少していることから、「プラス・テン」をキャッチフレーズに、今よりも10分多く体を動かすことを勧めています。

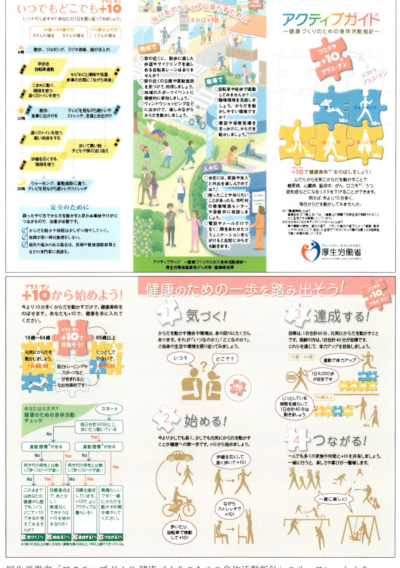

厚生労働省「アクティブガイド 健康づくりのための身体活動指針」のリーフレットより
http://www.mhlw.go.jp/stf/houdou/2r9852000002xple-att/2r9852000002xpr1.pdf （2019. 8. 20. アクセス）

糖尿病の運動療法

合併症があっても、病状に見合った運動でQOLや体力を維持する

POINT 10

すでに合併症のある人の場合、運動をすることで身体へのリスクが増強する場合があります。しかし、**過度に安静にしていると、筋肉量や筋力の低下による糖代謝の増悪やサルコペニア、フレイル、心肺機能の低下などをまねき、患者のQOLの低下につながります。** そのため、合併症のある場合でも、運動の種類や強度、量に配慮し、筋力や体力、QOLの回復や維持、改善を目的に運動を行うことが大切です。

糖尿病合併症と運動の適否

1. 網膜症		
単純	強度の運動処方は行わない	
増殖前	眼科的治療を受け安定した状態でのみ歩行程度の運動可	
増殖	運動処方は行わない	
いずれの病期もValsalva型運動（息をこらえて力む運動）は行わない		

2. 腎症		
第1期（腎症前期）	原則として糖尿病の運動療法を行う	
第2期（早期腎症期）		
第3期（顕性腎症期）	原則として運動可、ただし病態によりその程度を調節する。過激な運動は不可	
第4期（腎不全期）	運動療法。散歩やラジオ体操は可。体力を維持する程度の運動は可	
第5期（透析療法期）	原則として軽運動。過激な運動は不可	

（腎症のいずれの病期でも、増殖網膜症を合併している場合は、激しい運動は避ける）

（透析療法中でも身体を動かさないと、予後は不良となる。中等度未満の運動を3〜4日/週程度行う）

3. 神経障害		
知覚障害	触覚・痛覚・振動覚の低下	足の壊疽に注意する（フットケア教育）水泳、自転車の運動がよい
自律神経障害	起立性低血圧 呼吸性不整脈の消失 安静時頻脈	日常生活以外の運動処方は行わない

（突然死の危険性もあるため）

4. 大血管障害		
心血管障害	狭心症・心筋梗塞	心臓リハビリテーションプログラムに従い、監視下で運動を開始する
下肢閉塞性動脈硬化症	間欠性跛行・安静時疼痛	軽・中等強度の歩行、水泳、自転車（エルゴメーター）、下肢のレジスタンス運動

（安全の確認と、オーバーワークに注意しながら行う）

日本糖尿病学会編・著：運動療法－適応と禁忌：合併症との関連．糖尿病専門医研修ガイドブック 改訂第7版，診断と治療社，東京，2017：215. より改変して転載

運動療法を安全・効果的に行うためのポイント

❶ 準備運動

心臓や筋・腱・靱帯に対する障害や転倒を予防し、有酸素運動やレジスタンス運動を行いやすくするために、準備運動を行います。

準備運動は、筋温の上昇と柔軟性の向上のために運動前に5分くらいかけて行います。ラジオ体操やストレッチングを準備運動として行う場合もあります。

頸と上肢のストレッチング

頸部
手を使って頭を横に倒す。倒しているのと反対側の肩は下げ、引き伸ばすように

肩後方
前方に伸ばした腕を反対の腕で抱えるようにして身体のほうに引き寄せる

上腕
肘を頭の横で抱えるようにし、下に向かって押し二の腕を伸ばす

前腕
手で指を手前に引くようにし、手首を前に突き出す

> 準備運動は、急に運動を止めると急激な血圧低下や不整脈につながるため、徐々に運動強度を下げるようにします。

> どのストレッチングも左右両方行います。

体幹のストレッチング

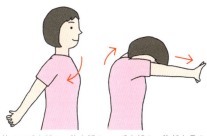

肩前方・胸部
後ろで手を組み、胸を張るように手を後ろに突き出す

背部
手を組み、腹部を見るように背中をまるめ、腕を前方に引き伸ばす

下肢のストレッチング

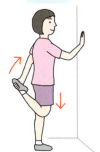
大腿前面
壁などに（右）手をつき、反対（左）の手で（右）足のつま先をつかみ、膝を後方に引き上げる

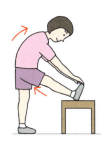
大腿後面
椅子などに（右）足を乗せ、膝を伸ばす。つま先や膝を押さえながら上半身を前に倒す

体幹と下肢のストレッチング

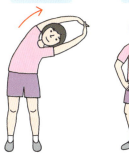
肩・体幹側面
手首をつかんで身体を横に倒す

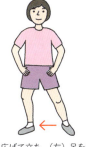
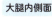
大腿内側面
両足を広げて立ち、（左）足を伸ばしたまま、（右）膝を曲げて腰を落とす

運動でよく使う筋を中心に行う
① 反動はつけずゆっくり伸張する
② 伸張した状態を10〜20秒保持する
③ 伸張している間は、ゆっくり息を吐く
④ 準備運動は行う予定の運動が立位であれば立位を中心に行う。準備運動は立位だけではなく、座位や臥位などリラックスできる姿勢でも行う
⑤ 転倒リスクの高い場合は、椅子や壁などの支えを設ける

> 痛みがなく、気持ちよいところまで伸展して保持しましょう。

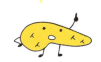

糖尿病の運動療法

❷ 運動時の低血糖予防対策

　インスリン注射や経口血糖降下薬（SU剤、速効型インスリン分泌促進薬）を使用している患者さんは、運動中だけではなく運動後にも低血糖を起こす可能性があります。運動時間や補食・インスリン量を調節し、低血糖を予防することが大切です。

運動時間
- 食後1〜2時間以内で行う

血糖値の把握
- 血糖測定が可能な場合は、運動前に血糖値を確認しておく

インスリンの調節と補食
- 運動前のインスリン注射は腹壁にする
- 運動量が多い・強度が強い場合は、運動前のインスリンを減量する（減量については事前に医師に相談しておく）
- 運動前・中・後に必要に応じて補食をする

低血糖時の対処
- 必ずブドウ糖などを携帯し、低血糖症状が出現した場合すぐに摂取する
- 症状が消失するまでは安全な場所で安静にする
- なるべく早く運動を切り上げる（帰宅までに時間がかかる、もしくは運動を続けなければならない場合は必ず補食をする）

> 四肢に注射をすると運動による血流増加によってインスリンの吸収が促進され、低血糖のリスクが高まります。

> 補食はクッキーやおにぎりなど炭水化物（糖質）を含むものを選びます。

❸ 脱水・熱中症予防

　成人では体重の約2％以上の水分が失われると、さまざまな症状（運動能力の低下、口渇、尿量減少など）が出現します。また、暑熱環境下での運動では熱中症などを発症することもあります。水分補給などを行い、脱水・熱中症を予防しましょう。

運動時間
- 夏季は気温の高い時間の運動は避ける

水分補給
- 運動前にも水分摂取をしておき、運動中もこまめに水分を摂取する
- 日常の運動の場合の水分は糖質を含まないもの（水やお茶）を摂取する

塩分の補給
- 日常の運動では塩分補給は不要
- 強度の高い運動、暑熱環境で多量に発汗する場合は電解質を補給する（塩分を含むスポーツ飲料などを利用する）

炭水化物（糖質）の補給
- 強度の高い運動、長時間の運動をする場合は1/2程度に希釈した（もしくはカロリーオフの）スポーツドリンクを利用する

> 高齢者は口渇を感じにくくなっているので、喉が渇かなくても水分を摂るように伝えましょう。

> 高血圧を併発している患者さんが多いので、塩分の過剰摂取にならないよう注意が必要です。

❹ 靴選びとフットケア

　進行した神経障害がある場合、足に対する負荷が増えることで胼胝や鶏眼ができ、潰瘍や壊死に進行する可能性があります。神経障害の有無にかかわらず、足の状態に合った靴選びとフットケアの習慣をつけ、足を守ることが大切です。

足を大切にしながら運動療法を行うポイント

靴を買うとき・選ぶとき

- 靴ひも、マジックテープつきのもの（足の状態に合わせて調節できるもの）
- 靴の中で足趾が動かせるくらいの余裕のあるもの
- 靴床はやわらかめ、踵部は厚めでクッション性があるもの

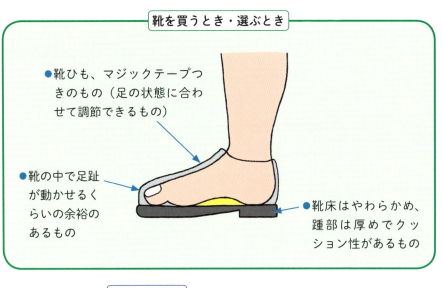

靴を購入するときは、両足を試し履きして、店内を歩き、左記のポイントをチェックしましょう！

靴を履くとき

- 足の観察をする
- 靴下はできるだけ白を選ぶ
- 靴の中に小石などが入っていないか確認する
- 靴を履いたら、かかとを「トントン」して合わせてから靴ひも・テープの調節をする（きつく締めすぎない）

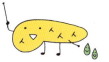
足の観察は運動の前後に行います。看護師が一緒に観察し、観察方法を示し、繰り返し伝えましょう。

靴を脱いだとき

- 足を清潔にする
- <u>足の観察をする</u> ⟶

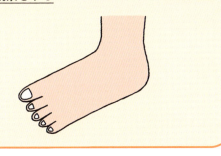

＜観察ポイント＞
- 発赤、擦過傷、靴擦れ、水疱（靴の圧迫による変化）がないか
- 靴下に血液などがついていないか
- 胼胝・鶏眼、乾燥・亀裂がないか

糖尿病の薬物療法

POINT 1　糖尿病治療薬には経口薬と注射薬がある

　糖尿病は、インスリン分泌障害やインスリン抵抗性など複雑な病態のため、==さまざまな作用の薬剤を組み合わせて使用することが多くあります==。インスリン抵抗性を改善する目的の薬剤、インスリン分泌を促進する薬剤、糖の吸収や排泄を調節する薬剤と、インスリンの分泌が著しく低下しているか、枯渇している場合は、不足したインスリンを補う目的でのインスリン注射があります。

　また、==病態だけでなく、年齢や生活習慣に合わせた調整も必要==となります。

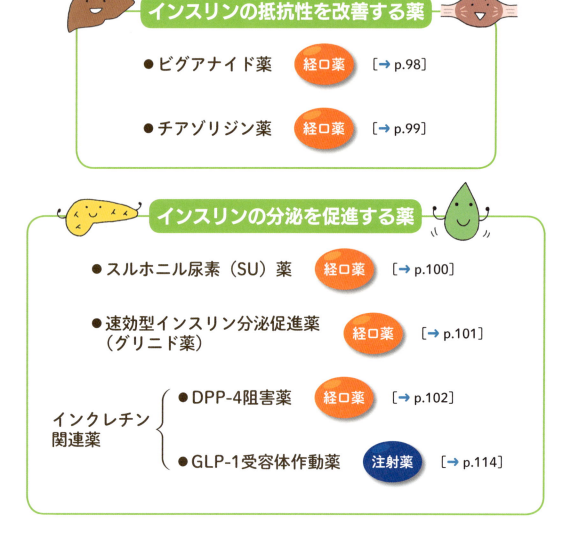

インスリンの抵抗性を改善する薬
- ビグアナイド薬　経口薬　［→ p.98］
- チアゾリジン薬　経口薬　［→ p.99］

インスリンの分泌を促進する薬
- スルホニル尿素（SU）薬　経口薬　［→ p.100］
- 速効型インスリン分泌促進薬（グリニド薬）　経口薬　［→ p.101］
- インクレチン関連薬
  - DPP-4阻害薬　経口薬　［→ p.102］
  - GLP-1受容体作動薬　注射薬　［→ p.114］

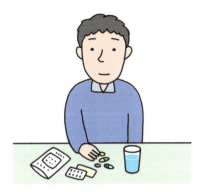

 ### 糖の吸収・排泄を調節する薬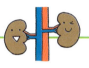

- α-グルコシダーゼ阻害薬（α-GI）　経口薬　[→ p.104]

- SGLT2阻害薬　経口薬　[→ p.105]

配合薬

経口薬　[→ p.106]

 ### 不足するインスリンを補う薬

- インスリン製剤　注射薬　[→ p.107]

超速効型／速効型／中間型／持効型溶解／混合型／配合溶解

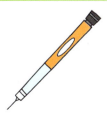 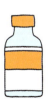

糖尿病の薬物療法

> POINT 2 経口血糖降下薬は病態に合わせて選択する

経口血糖降下薬は、糖尿病の病態や年齢、生活習慣に合わせて、薬剤の機序や用法、副作用を考慮した組み合わせで使用していきます。**インスリン分泌を促す薬剤については、低血糖を起こす可能性があり、注意が必要です。**

主な経口血糖降下薬と作用する部位

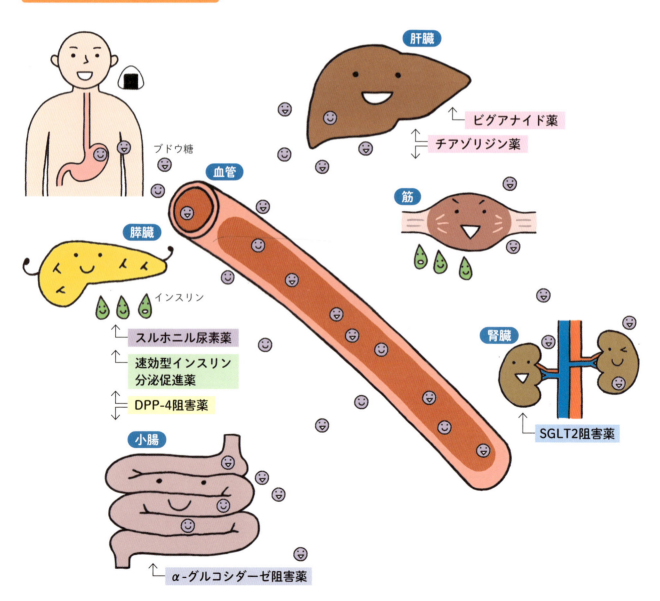

病態に合わせた経口血糖降下薬の選択

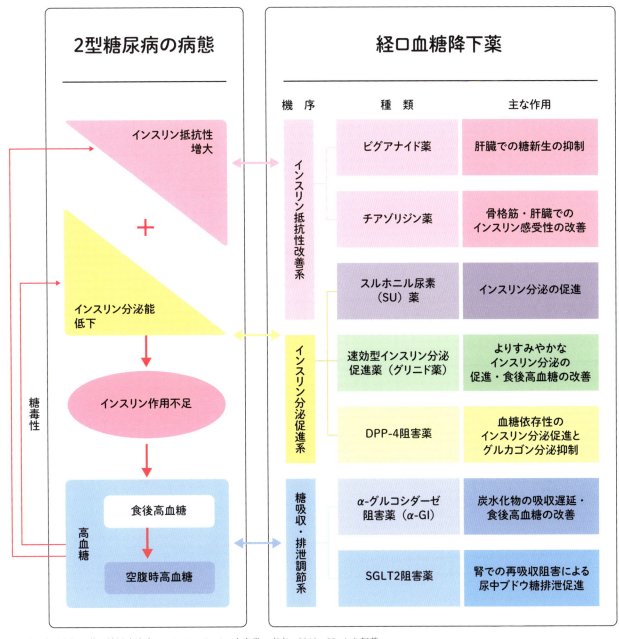

日本糖尿病学会編・著：糖尿病治療ガイド2018-2019，文光堂，東京，2018：33．より転載

それぞれの作用ならびに副作用を知り、適切な投与と観察をしましょう。

糖尿病の薬物療法

経口血糖降下薬① インスリンの抵抗性を改善する
ビグアナイド薬（BG）

作用	・肝臓から糖新生の抑制および筋肉を中心とした、末梢組織でのインスリンの感受性を高める作用がある
適応	・肥満、インスリン抵抗性を有する2型糖尿病 ・肥満がなくても使われることがある
用法	・食直前または食後
副作用	・悪心や下痢などの胃腸障害がある ・まれに重篤な乳酸アシドーシスを起こす危険があり、腎機能障害、心血管、呼吸機能障害、肝機能障害、高齢者への投与は避けたほうがよく、十分な注意が必要である ・手術前後や、造影剤使用検査などは、前後2日間の休薬が推奨されている

商品名 （製造販売会社名）	一般名	製剤写真	用法・用量
グリコラン®錠 （日本新薬株式会社）	メトホルミン塩酸塩	250mg	・通常、成人にはメトホルミン塩酸塩として1日量500mgより開始し、1日2～3回食後に分割経口投与する。 ・維持量は効果を観察しながら決めるが、1日最高投与量は750mgとする。
メトグルコ®錠 （大日本住友製薬株式会社）	メトホルミン塩酸塩	250mg	・通常、成人にはメトホルミン塩酸塩として1日500mgより開始し、1日2～3回に分割して食直前又は食後に経口投与する。 ・維持量は効果を観察しながら決めるが、通常1日750～1,500mgとする。なお、患者の状態により適宜増減するが、1日最高投与量は2,250mgまでとする。 ・通常、10歳以上の小児にはメトホルミン塩酸塩として1日500mgより開始し、1日2～3回に分割して食直前又は食後に経口投与する。 ・維持量は効果を観察しながら決めるが、通常1日500～1,500mgとする。なお、患者の状態により適宜増減するが、1日最高投与量は2,000mgまでとする。
ジベトス®錠 （日医工株式会社）	ブホルミン塩酸塩	50mg	・本剤はSU剤が効果不十分な場合あるいは副作用等により使用不適当な場合にのみ使用すること。 ・通常、ブホルミン塩酸塩として1日量100mgより開始し、1日2～3回食後に分割経口投与する。 ・維持量は、効果を観察しながら決めるが、1日最高投与量は150mgとする。
ジベトンS腸溶錠 （寿製薬株式会社）	ブホルミン塩酸塩	50mg	

＊p.98～106に記載している薬剤の情報は2019年9月現在のものであり、製剤写真は各社より許可を得て転載しています。なお、使用にあたっては個々の添付文書をご確認ください。
＊製品は予告なく外観の変更・販売を中止される場合があります。

経口血糖降下薬② インスリンの抵抗性を改善する
チアゾリジン薬（TZD）

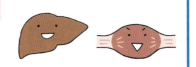

作用	・末梢組織でのインスリン感受性を高め、肝臓からの糖新生を抑制するはたらきがある
適応	・インスリン抵抗性を有する2型糖尿病
用法	・1日1回　朝食前または朝食後
副作用	・体液貯留と脂肪細胞の分化を促進する作用があるため、体重増加を起こすことがある ・時に浮腫、黄斑浮腫、貧血、心不全、骨折をきたすことがあり、注意が必要である

商品名 (製造販売会社名)	一般名	製剤写真		用法・用量
アクトス®錠 (武田テバ薬品株式会社)	ピオグリタゾン塩酸塩	15mg 30mg		1. 食事療法、運動療法のみの場合及び食事療法、運動療法に加えてスルホニルウレア剤又はα-グルコシダーゼ阻害剤若しくはビグアナイド系薬剤を使用する場合 ・通常、成人にはピオグリタゾンとして15〜30mgを1日1回朝食前又は朝食後に経口投与する。なお、性別、年齢、症状により適宜増減するが、45mgを上限とする。
アクトス®OD錠 (武田テバ薬品株式会社)	ピオグリタゾン塩酸塩	15mg 30mg		2. 食事療法、運動療法に加えてインスリン製剤を使用する場合 ・通常、成人にはピオグリタゾンとして15mgを1日1回朝食前又は朝食後に経口投与する。なお、性別、年齢、症状により適宜増減するが、30mgを上限とする。

経口血糖降下薬の作用イメージ①

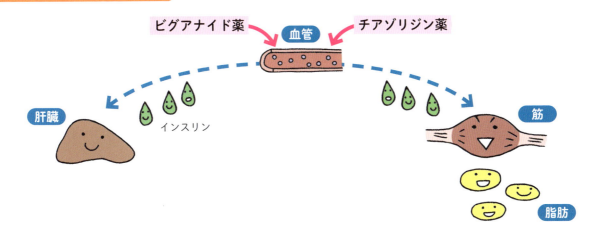

糖尿病の薬物療法

経口血糖降下薬③　インスリンの分泌を促進する
スルホニル尿素薬（SU薬）

作用	・膵臓にある膵β細胞からのインスリン分泌を促進させる ・血糖降下作用が強く、インスリン分泌が保たれている場合によく用いられる
適応	・インスリン分泌能が保たれている2型糖尿病
用法	・1日1〜2回　朝または朝夕　食前または食後
副作用	・経口血糖降下薬のなかでは最も低血糖のリスクが高いとされ、食事量が少ないときや、食事時間が遅れたときなどには注意する ・食事療法や運動療法が不十分な場合には、体重増加の可能性がある

商品名 （製造販売会社名）	一般名	製剤写真	用法・用量
オイグルコン®錠 （太陽ファルマ株式会社）	グリベンクラミド	1.25mg 2.5mg	・通常、1日量グリベンクラミドとして1.25〜2.5mgを経口投与し、必要に応じ適宜増量して維持量を決定する。ただし、1日最高投与量は10mgとする。 ・投与方法は、原則として1回投与の場合は朝食前又は後、2回投与の場合は朝夕それぞれ食前又は後に経口投与する。
ダオニール®錠 （サノフィ株式会社）	グリベンクラミド	2.5mg	
グリミクロン®錠 （大日本住友製薬株式会社）	グリクラジド	40mg	・グリクラジドとして、通常成人では1日40mgより開始し、1日1〜2回（朝又は朝夕）食前又は食後に経口投与する。 ・維持量は通常1日40〜120mgであるが、160mgを超えないものとする。
グリミクロン®HA錠 （大日本住友製薬株式会社）	グリクラジド	20mg	
アマリール®錠 （サノフィ株式会社）	グリメピリド	0.5mg　1mg　3mg	・通常、グリメピリドとして1日0.5〜1mgより開始し、1日1〜2回朝または朝夕、食前または食後に経口投与する。 ・維持量は通常1日1〜4mgで、必要に応じて適宜増減する。なお、1日最高投与量は6mgまでとする。
アマリール®OD錠 （サノフィ株式会社）	グリメピリド	0.5mg　1mg　3mg	

経口血糖降下薬④ <mark>インスリンの分泌を促進する</mark>
速効型インスリン分泌促進薬（グリニド薬）

作用	・SU薬と同様に膵臓に作用してインスリン分泌を促進し、短時間で効果がある ・食後高血糖の改善に特に適している
適応	・2型糖尿病で食後高血糖の改善を目的とする
用法	・基本的に毎食前
副作用	・低血糖が起こる可能性があるが、SU薬よりは頻度が少ないといわれている ・透析患者は禁忌または慎重投与

商品名 （製造販売会社名）	一般名	製剤写真		用法・用量
スターシス®錠 （アステラス製薬株式会社）	ナテグリニド	30mg	90mg	・通常、成人にはナテグリニドとして1回90mgを1日3回毎食直前に経口投与する。なお、効果不十分な場合には、経過を十分に観察しながら1回量を120mgまで増量することができる。
ファスティック®錠 （持田製薬株式会社）	ナテグリニド	30mg	90mg	
グルファスト®錠 （武田薬品工業株式会社）	ミチグリニドカルシウム水和物	5mg	10mg	・通常、成人にはミチグリニドカルシウム水和物として1回10mgを1日3回毎食直前に経口投与する。なお、患者の状態に応じて適宜増減する。
シュアポスト®錠 （大日本住友製薬株式会社）	レパグリニド	0.25mg	0.5mg	・通常、成人にはレパグリニドとして1回0.25mgより開始し、1日3回毎食直前に経口投与する。 ・維持用量は通常1回0.25〜0.5mgで、必要に応じて適宜増減する。なお、1回量を1mgまで増量することができる。

経口血糖降下薬の作用イメージ②

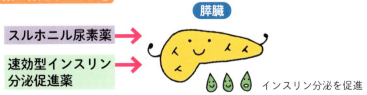

糖尿病の薬物療法

経口血糖降下薬⑤ インスリンの分泌を促進する
DPP-4阻害薬

作用	・インクレチン（高血糖時にのみ、インスリンを分泌させるホルモン）は、分泌後に分解酵素のDPP-4によりすみやかに分解される ・DPP-4のはたらきを阻害することで、インクレチンの作用を持続することができる。これにより、血糖上昇に合わせて食後のインスリン分泌を促進し、空腹時および食後高血糖を改善することができる
適応	・2型糖尿病全般
用法	・1日1回または2回　食前または食後（※週1回投与する方法もある）
副作用	・単独投与での低血糖のリスクは少ないといわれているが、SU薬やインスリンとの併用により、低血糖のリスクが増加する可能性がある ・肝機能障害、腎機能障害がある患者には、慎重投与の薬剤がある

経口血糖降下薬の作用イメージ③

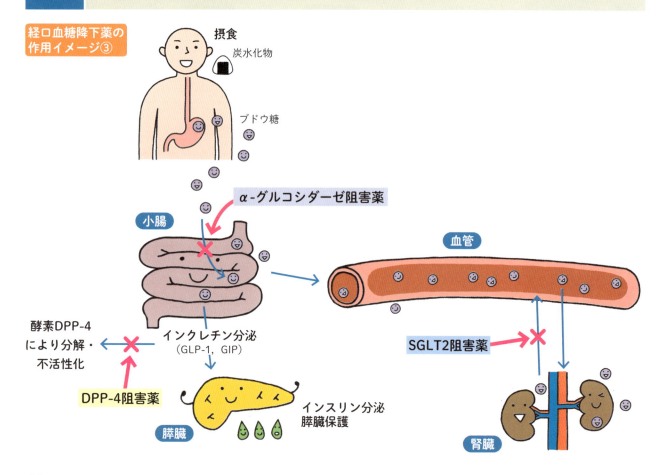

商品名 （製造販売会社名）	一般名	製剤写真			用法・用量
グラクティブ®錠 （小野薬品工業株式会社）	シタグリプチンリン酸塩水和物	12.5mg 50mg	25mg 100mg		・通常、成人にはシタグリプチンとして50mgを1日1回経口投与する。なお、効果不十分な場合には、経過を十分に観察しながら100mg 1日1回まで増量することができる。
ジャヌビア®錠 （MSD株式会社）	シタグリプチンリン酸塩水和物	12.5mg 50mg	25mg 100mg		
エクア®錠 （ノバルティス ファーマ株式会社）	ビルダグリプチン	50mg			・通常、成人には、ビルダグリプチンとして50mgを1日2回朝、夕に経口投与する。なお、患者の状態に応じて50mgを1日1回朝に投与することができる。
ネシーナ®錠 （武田薬品工業株式会社）	アログリプチン安息香酸塩	6.25mg	12.5mg	25mg	・通常、成人にはアログリプチンとして25mgを1日1回経口投与する。
トラゼンタ®錠 （日本ベーリンガーインゲルハイム株式会社）	リナグリプチン	5mg			・通常、成人にはリナグリプチンとして5mgを1日1回経口投与する。
テネリア®錠 （田辺三菱製薬株式会社）	テネリグリプチン臭化水素酸塩水和物	20mg	40mg		・通常、成人にはテネリグリプチンとして20mgを1日1回経口投与する。なお、効果不十分な場合には、経過を十分に観察しながら40mg 1日1回に増量することができる。
スイニー®錠 （株式会社三和化学研究所）	アナグリプチン	100mg			・通常、成人にはアナグリプチンとして1回100mgを1日2回朝夕に経口投与する。なお、効果不十分な場合には、経過を十分に観察しながら1回量を200mgまで増量することができる。
オングリザ®錠 （協和キリン株式会社）	サキサグリプチン水和物	2.5mg	5mg		・通常、成人にはサキサグリプチンとして5mgを1日1回経口投与する。なお、患者の状態に応じて2.5mgを1日1回経口投与することができる。
ザファテック®錠 （武田薬品工業株式会社）	トレラグリプチンコハク酸塩	50mg	100mg		・通常、成人にはトレラグリプチンとして100mgを1週間に1回経口投与する。
マリゼブ®錠 （MSD株式会社）	オマリグリプチン	12.5mg	25mg		・通常、成人にはオマリグリプチンとして25mgを1週間に1回経口投与する。

PART
3
糖尿病の治療

▼糖尿病治療の全体像 ▼食事療法 ▼運動療法 ▼薬物療法

糖尿病の薬物療法

経口血糖降下薬⑥ 糖の吸収・排泄を調節する
α-グルコシダーゼ阻害薬（α-GI）

作用	・α-グルコシダーゼは、多糖類を単糖類に分解する酵素である。このα-グルコシダーゼのはたらきを阻害することで、腸管での糖の分解を抑制して吸収を遅延させ、食後の高血糖を抑える。そのため、食直前の内服が必要 ・食後高血糖を改善することにより、動脈硬化の進行を遅らせることもできるといわれている
適応	・コントロールが比較的よい糖尿病の食後高血糖を改善
用法	・基本的には毎食直前
副作用	・放屁や下痢などの胃腸症状がしばしばみられるが、少量から開始し、増量することで軽減することが多い ・まれに重篤な肝障害が起こることがある ・単独投与での低血糖は少ないとされているが、併用投与により低血糖が発生したときには、単糖類であるブドウ糖で対処する必要がある

商品名 （製造販売会社名）	一般名	製剤写真	用法・用量
グルコバイ®錠 （バイエル薬品株式会社）	アカルボース	50mg　100mg	・アカルボースとして、成人では通常1回100mgを1日3回、食直前に経口投与する。ただし、1回50mgより投与を開始し、忍容性を確認のうえ1回100mgへ増量することもできる。 ・年齢、症状に応じ適宜増減する。
グルコバイ®OD錠 （バイエル薬品株式会社）	アカルボース	50mg　100mg	
ベイスン®錠 （武田テバ薬品株式会社）	ボグリボース	0.2mg　0.3mg	糖尿病の食後過血糖の改善の場合 ・通常、成人にはボグリボースとして1回0.2mgを1日3回毎食前に経口投与する。なお、効果不十分な場合には、経過を十分に観察しながら1回量を0.3mgまで増量することができる。 耐糖能異常における2型糖尿病の発症抑制の場合（錠0.2のみ/OD錠0.2のみ） ・通常、成人にはボグリボースとして1回0.2mgを1日3回毎食直前に経口投与する。
ベイスン®OD錠 （武田テバ薬品株式会社）	ボグリボース	0.2mg　0.3mg	
セイブル®錠 （株式会社三和化学研究所）	ミグリトール	25mg　50mg　75mg	通常、成人にはミグリトールとして1回50mgを1日3回毎食直前に経口投与する。なお、効果不十分な場合には、経過を十分に観察しながら1回量を75mgまで増量することができる。
セイブル®OD錠 （株式会社三和化学研究所）	ミグリトール	25mg　50mg　75mg	

経口血糖降下薬⑦ 糖の吸収・排泄を調節する
SGLT2阻害薬

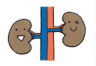

作用	・ブドウ糖は、腎臓で尿をつくる過程において糸球体で濾過された後、近位尿細管で再吸収される。この再吸収にSGLT1、SGLT2というタンパク質が関与している ・SGLT2阻害薬は、このSGLT2のはたらきを阻害し、尿細管でのブドウ糖の再吸収を抑制する。これによりエネルギーとなる尿糖を体外に排出させ、その結果、血糖値を下げることができる ・尿糖排泄により、エネルギーを補うために脂肪を分解することで、体重が減少する
適応	・肥満を有する2型糖尿病
用法	・1日1回　朝食前後
副作用	・浸透圧利尿による脱水をきたしやすく、高齢者に対しては慎重投与とされている ・単独投与での低血糖のリスクは低い

商品名 (製造販売会社名)	一般名	製剤写真	用法・用量
スーグラ®錠 (アステラス製薬株式会社)	イプラグリフロジン L-プロリン	25mg / 50mg	**2型糖尿病** ・通常、成人にはイプラグリフロジンとして50mgを1日1回朝食前又は朝食後に経口投与する。なお、効果不十分な場合には、経過を十分に観察しながら100mg 1日1回まで増量することができる。 **1型糖尿病** ・インスリン製剤との併用において、通常、成人にはイプラグリフロジンとして50mgを1日1回朝食前又は朝食後に経口投与する。なお、効果不十分な場合には、経過を十分に観察しながら100mg 1日1回まで増量することができる。
フォシーガ®錠 (アストラゼネカ株式会社)	ダパグリフロジンプロピレングリコール水和物	5mg / 10mg	**2型糖尿病** ・通常、成人にはダパグリフロジンとして5mgを1日1回経口投与する。なお、効果不十分な場合には、経過を十分に観察しながら10mg 1日1回に増量することができる。 **1型糖尿病** ・インスリン製剤との併用において、通常、成人にはダパグリフロジンとして5mgを1日1回経口投与する。なお、効果不十分な場合には、経過を十分に観察しながら10mg 1日1回に増量することができる。
ルセフィ®錠 (大正製薬株式会社)	ルセオグリフロジン水和物	2.5mg / 5mg	・通常、成人にはルセオグリフロジンとして2.5mgを1日1回朝食前又は朝食後に経口投与する。なお、効果不十分な場合には、経過を十分に観察しながら5mg 1日1回に増量することができる。
アプルウェイ®錠 (サノフィ株式会社)	トホグリフロジン水和物	20mg	・通常、成人にはトホグリフロジンとして20mgを1日1回朝食前又は朝食後に経口投与する。
デベルザ®錠 (興和株式会社)	トホグリフロジン水和物	20mg	
カナグル®錠 (田辺三菱製薬株式会社)	カナグリフロジン水和物	100mg	・通常、成人にはカナグリフロジンとして100mgを1日1回朝食前又は朝食後に経口投与する。
ジャディアンス®錠 (日本ベーリンガーインゲルハイム株式会社)	エンパグリフロジン	10mg / 25mg	・通常、成人にはエンパグリフロジンとして10mgを1日1回朝食前又は朝食後に経口投与する。なお、効果不十分な場合には、経過を十分に観察しながら25mg 1日1回に増量することができる。

糖尿病の薬物療法

経口血糖降下薬⑧
配合薬

それぞれの特徴を生かした配合薬があります。服薬する数を減らすことにより、飲み忘れの予防や経済的負担の軽減につながります。

商品名（製造販売会社名）	一般名	製剤写真	用法・用量
メタクト®配合錠LD（武田テバ薬品株式会社）	ピオグリタゾン塩酸塩・メトホルミン塩酸塩		・通常、成人には1日1回1錠（ピオグリタゾン/メトホルミン塩酸塩として15mg/500mg又は30mg/500mg）を朝食後に経口投与する。
メタクト®配合錠HD（武田テバ薬品株式会社）	ピオグリタゾン塩酸塩・メトホルミン塩酸塩		
ソニアス®配合錠LD（武田テバ薬品株式会社）	ピオグリタゾン塩酸塩・グリメピリド		・通常、成人には1日1回1錠（ピオグリタゾン/グリメピリドとして15mg/1mg又は30mg/3mg）を朝食前又は朝食後に経口投与する。
ソニアス®配合錠HD（武田テバ薬品株式会社）	ピオグリタゾン塩酸塩・グリメピリド		
リオベル®配合錠LD（武田薬品工業株式会社）	アログリプチン安息香酸塩・ピオグリタゾン塩酸塩		・通常、成人には1日1回1錠（アログリプチン/ピオグリタゾンとして25mg/15mg又は25mg/30mg）を朝食前又は朝食後に経口投与する。
リオベル®配合錠HD（武田薬品工業株式会社）	アログリプチン安息香酸塩・ピオグリタゾン塩酸塩		
グルベス®配合錠（キッセイ薬品工業株式会社）	ミチグリニドカルシウム水和物・ボグリボース		・通常、成人には1回1錠（ミチグリニドカルシウム水和物/ボグリボースとして10mg/0.2mg）を1日3回毎食直前に経口投与する。
エクメット®配合錠LD（ノバルティス ファーマ株式会社）	ビルダグリプチン・メトホルミン塩酸塩		・通常、成人には1回1錠（ビルダグリプチン/メトホルミン塩酸塩として50mg/250mg又は50mg/500mg）を1日2回朝、夕に経口投与する。
エクメット®配合錠HD（ノバルティス ファーマ株式会社）	ビルダグリプチン・メトホルミン塩酸塩		
イニシンク®配合錠（武田薬品工業株式会社）	アログリプチン安息香酸塩・メトホルミン塩酸塩		・通常、成人には1日1回1錠（アログリプチン/メトホルミン塩酸塩として25mg/500mg）を食直前又は食後に経口投与する。
メトアナ®配合錠LD（株式会社三和化学研究所）	アナグリプチン・メトホルミン塩酸塩		・通常、成人には1回1錠（アナグリプチン/メトホルミン塩酸塩として100mg/250mg又は100mg/500mg）を1日2回朝夕に経口投与する。
メトアナ®配合錠HD（株式会社三和化学研究所）	アナグリプチン・メトホルミン塩酸塩		
カナリア®配合錠（田辺三菱製薬株式会社）	テネリグリプチン臭化水素酸塩水和物・カナグリフロジン水和物		・通常、成人には1日1回1錠（テネリグリプチン/カナグリフロジンとして20mg/100mg）を朝食前又は朝食後に経口投与する。
スージャヌ®配合錠（MSD株式会社）	シタグリプチンリン酸塩水和物・イプラグリフロジンL-プロリン		・通常、成人には1日1回1錠（シタグリプチン/イプラグリフロジンとして50mg/50mg）を朝食前又は朝食後に経口投与する。
トラディアンス®配合錠AP（日本ベーリンガーインゲルハイム株式会社）	エンパグリフロジン・リナグリプチン		・通常、成人には1日1回1錠（エンパグリフロジン/リナグリプチンとして10mg/5mg又は25mg/5mg）を朝食前又は朝食後に経口投与する。
トラディアンス®配合錠BP（日本ベーリンガーインゲルハイム株式会社）	エンパグリフロジン・リナグリプチン		

POINT 3 インスリン製剤でインスリンの不足を補う

インスリン製剤は、身体から分泌される内因性インスリンが不足しているぶんを補う目的で使用します。

内因性インスリンは、膵臓から分泌されると、腸管から吸収された糖質の流れと同じように、門脈を通り肝臓で作用します。対して、インスリン製剤は、皮下注射されると末梢の毛細血管から吸収され、全身の血管から循環される点が、生理的なインスリン作用とは異なります。

インスリン治療の適応

絶対的適応
原則として生命維持のために必要な場合

- 1型糖尿病を含むインスリン依存状態
- 高血糖昏睡（糖尿病ケトアシドーシス、高血糖浸透圧症候群、乳酸アシドーシス）
- 重度の肝障害、腎障害をきたし、食事コントロールが不十分なとき
- 重度感染症、外傷、中等度以上の外科手術（全身麻酔施行例など）
- 糖尿病合併妊娠（妊娠糖尿病で食事療法のみで良好な血糖コントロールが得られない場合も含む）
- 静脈栄養時の血糖コントロール

相対的適応
生命危機となるわけではないが、血糖コントロールのために必要な状態

- インスリン非依存状態でも、著明な高血糖を認める場合や、ケトーシス傾向を認める場合
- インスリン以外の薬物療法では良好な血糖コントロールが得られない場合
- 痩せ型で栄養状態が低下している場合
- ステロイド治療時に高血糖を認める場合
- 糖毒性を積極的に解除する場合

❶ インスリン製剤の種類と特徴

インスリン分泌は、食後の高血糖を抑制するための**追加分泌**と、肝臓での糖新生を調節する**基礎分泌**があります。そのため、この生理的なインスリン分泌により近い状態をつくるために、発現時間や作用時間が多様なインスリン製剤があります。

インスリン製剤の種類と作用時間（イメージ）

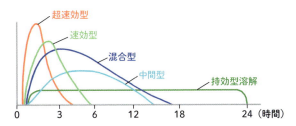

> 糖尿病の薬物療法

超速効型インスリン
▶**追加分泌**を補う目的で使用します。
▶作用発現時間が速いため、食直前での注射が必要です。

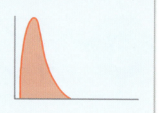

速効型インスリン
▶超速効型と同様に、**追加分泌**を補う目的で使用します。

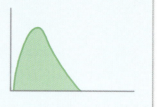

中間型インスリン
▶**基礎分泌**を補う目的で使用します。
▶18～24時間、効果が持続するといわれていますが、ピークを過ぎると効果が減退するため、生理的な基礎分泌に比べると効果は不十分です。
▶薬液が白濁していて、注射の際に混和する必要があります。

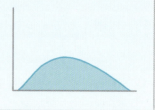

持効型溶解インスリン
▶**基礎分泌**を補う目的で使用し、中間型に比べ効果持続時間が長いのが特徴です。
▶効果持続時間は最大48時間の製剤があります。
▶必ずしも注射時間を食事に合わせる必要がなく、生活リズムに合わせて注射時間を設定することができます。

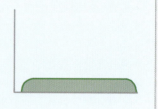

混合型インスリン
▶超速効型インスリンまたは速効型と中間型インスリンを1本の製剤キットに混合して入れたものです。
▶**基礎分泌**と**追加分泌**の両方の作用があるため、注射回数を少なくしたい患者さんに適応します。
▶白濁した薬液であり、注射前に混和する必要があります。

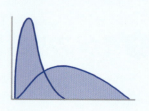

配合溶解インスリン
▶超速効型インスリンと持効型溶解インスリンの配合製剤です。
▶混合型同様に、**基礎分泌**と**追加分泌**の両方の作用があります。

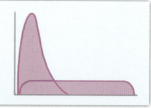

インスリン製剤一覧（プレフィルド） 各製剤の写真はp.111〜112参照

	主な製剤名	作用発現時間	最大作用時間	作用持続時間	性状
超速効型	ノボラピッド®注フレックスタッチ®	10〜20分	1〜3時間	3〜5時間	透明
	ノボラピッド®注フレックスペン®	10〜20分	1〜3時間	3〜5時間	
	ノボラピッド®注イノレット®	10〜20分	1〜3時間	3〜5時間	
	ヒューマログ®注ミリオペン®	15分未満	30分〜1.5時間	3〜5時間	
	アピドラ®注ソロスター®	15分未満	30分〜1.5時間	3〜5時間	
速効型	ノボリン®R注フレックスペン®	約30分	1〜3時間	約8時間	透明
	ヒューマリン®R注ミリオペン®	30分〜1時間	1〜3時間	5〜7時間	
中間型	ノボリン®N注フレックスペン®	約1.5時間	4〜12時間	約24時間	白濁
	ヒューマリン®N注ミリオペン®	1〜3時間	8〜10時間	18〜24時間	
持効型溶解	トレシーバ®注フレックスタッチ®	該当なし	明らかなピークなし	42時間以上	透明
	レベミル®注フレックスペン®	約1時間	3〜14時間	約24時間	
	レベミル®注イノレット®	約1時間	3〜14時間	約24時間	
	インスリングラルギンBS注ミリオペン®「リリー」	1〜2時間	明らかなピークなし	約24時間	
	ランタス®XR注ソロスター®	1〜2時間	明らかなピークなし	約24時間	
	ランタス®注ソロスター®	1〜2時間	明らかなピークなし	約24時間	
混合型	ヒューマログ®ミックス25注ミリオペン®	15分未満	30分〜6時間	18〜24時間	白濁
	ヒューマログ®ミックス50注ミリオペン®	15分未満	30分〜4時間	18〜24時間	
	ノボラピッド®30ミックス注フレックスペン®	10〜20分	1〜4時間	約24時間	
	ノボラピッド®50ミックス注フレックスペン®	10〜20分	1〜4時間	約24時間	
	ノボラピッド®70ミックス注フレックスペン®	10〜20分	1〜4時間	約24時間	
	ノボリン®30R注フレックスペン®	約30分	2〜8時間	約24時間	
	ノボリン®30R注イノレット®	約30分	2〜8時間	約24時間	
	ヒューマリン®3/7注ミリオペン®	30分〜1時間	2〜12時間	18〜24時間	
配合溶解	ライゾデグ®配合注フレックスタッチ®	10〜20分	1〜3時間	42時間以上	透明

| 糖尿病の薬物療法 |

❷ インスリン製剤の形状

プレフィルド・キット製剤
・インスリン製剤と注入器一体型で、使い捨てタイプのペン型注入器

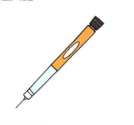

カートリッジ製剤
・専用のインスリンペン注入器にセットし、繰り返し使用するタイプの製剤

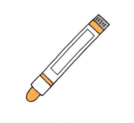

バイアル製剤
・専用のシリンジで必要量を吸引し使用するか、インスリンポンプに使用

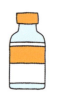

❸ インスリンの投与方法

●**強化インスリン療法**

　より生理的なインスリン分泌に近い状態になるように、基礎分泌と追加分泌を分けてインスリン注射を行う方法で、1型糖尿病などで内因性インスリンがとても少ない場合や、厳格な血糖コントロールを図る目的で行います。

　基礎分泌として持効型インスリンを1日1回または2回、追加分泌として超速効型または速効型インスリンを毎食直前または毎食前に注射します。

●**経口薬・基礎インスリン併用療法**

　臨床の現場では「BOT（basal supported oral therapy）療法」とも呼ばれています。

　基礎分泌を補う目的として持効型インスリンを1日1回注射し、追加分泌については内服薬を使用する方法です。

●**その他のインスリン療法**

　何らかの理由で1日数回の頻回注射が難しい場合、混合型インスリンや二相性インスリンを使用して、注射回数を減らす方法です。日中の注射が難しい人や、1日3回注射をどうしてもしたくない人など、ライフスタイルに合わせて調整します。しかし、内因性インスリンが少ない人は、厳格なコントロールは難しいです。

●**スライディングスケール**

　測定した血糖値に対して必要なインスリン量を調節し注射して、血糖コントロールを行う方法です。周手術期、急性期などに一時的に使用します。通常の生活でこの方法を使うと、高血糖や低血糖のリスクがあります。

●**インスリンポンプ療法**

　携帯型インスリン注入ポンプを用いて、インスリンを皮下に持続的に注入する治療法です。従来のインスリン療法では血糖コントロールが不十分な人や、より厳格にコントロールが必要な人に使用します。

主なインスリン製剤の一覧（プレフィルド・キット製剤）

		ノボ ノルディスク ファーマ株式会社	日本イーライリリー株式会社	サノフィ株式会社
超速効型	食直前	ノボラピッド®注フレックスタッチ® ノボラピッド®注フレックスペン® ノボラピッド®注イノレット®	ヒューマログ®注ミリオペン®	アピドラ®注ソロスター®
速効型	食前30分	ノボリン®R注フレックスペン®	ヒューマリン®R注ミリオペン®	
中間型		ノボリン®N注フレックスペン®	ヒューマリン®N注ミリオペン®	
持効型溶解		トレシーバ®注フレックスタッチ® レベミル®注フレックスペン® レベミル®注イノレット®	インスリングラルギンBS注ミリオペン®「リリー」	ランタス®XR注ソロスター® ランタス®注ソロスター®
混合型		ノボラピッド®30ミックス注フレックスペン® ノボラピッド®50ミックス注フレックスペン®	ヒューマログ®ミックス25注ミリオペン® ヒューマログ®ミックス50注ミリオペン®	

＊p.111〜114に記載している薬剤の情報は2019年9月現在のものであり、製剤写真は各社より許可を得て転載しています。なお、使用にあたっては個々の添付文書をご確認ください。

＊製品の外観は予告なく変更・販売を中止される場合があります。

糖尿病の薬物療法

プレフィルド・キット製剤つづき

		ノボ ノルディスク ファーマ株式会社	日本イーライリリー株式会社	サノフィ株式会社
混合型		ノボラピッド®70ミックス注フレックスペン® ノボリン®30R注フレックスペン® ノボリン®30R注イノレット®	ヒューマリン®3/7注ミリオペン®	
配合溶解		ライゾデク®配合注フレックスタッチ®		

主なインスリン製剤の一覧（カートリッジ製剤・バイアル製剤）

		ノボ ノルディスク ファーマ株式会社	日本イーライリリー株式会社	サノフィ株式会社
超速効型	食直前	ノボラピッド®注ペンフィル®	ヒューマログ®注カート	アピドラ®注カート
速効型	食前30分		ヒューマリン®R注カート	
中間型			ヒューマリン®N注カート	
持効型溶解		トレシーバ®注ペンフィル® レベミル®注ペンフィル®	インスリングラルギンBS注カート「リリー」	ランタス®注カート
混合型		ノボラピッド®30ミックス注ペンフィル®	ヒューマログ®ミックス25注カート	

	ノボ ノルディスク ファーマ株式会社	日本イーライリリー株式会社	サノフィ株式会社
混合型		ヒューマログ®ミックス50注カート ヒューマリン®3/7注カート	
専用注入器	ノボペン®4 ノボペンエコー®	ヒューマペン®ラグジュラ ヒューマペン®ラグジュラHD ヒューマペン®サビオ®	イタンゴ®
超速効型	ノボラピッド®注 100単位/mL	ヒューマログ®注 100単位/mL	アピドラ®注 100単位/mL
速効型	ノボリン®R注 100単位/mL	ヒューマリン®R注 100単位/mL	
中間型		ヒューマリン®N注 100単位/mL	
持効型溶解			ランタス®注 100単位/mL
混合型		ヒューマリン®3/7注 100単位/mL	

PART 3 糖尿病の治療

▼糖尿病治療の全体像 ▼食事療法 ▼運動療法 ▼薬物療法

糖尿病の薬物療法

POINT 4 インスリン以外の注射薬 →GLP-1受容体作動薬

　GLP-1（グルカゴン様ペプチド-1）は下部消化管から分泌されるホルモンの1つで、血糖値上昇に合わせて食後のインスリン分泌を促進させ、グルカゴン分泌を抑制することで、高血糖を抑制します。
　単独投与での低血糖リスクは低いといわれていますが、SU薬やインスリンとの併用で低血糖リスクが増加することがあります。胃内容物排出抑制や食欲抑制作用もあるため、副作用として、消化器症状があります。

GLP-1受容体作動薬のしくみ

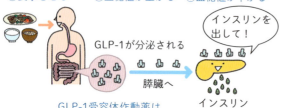

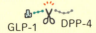

- GLP-1は、小腸から分泌されるとすぐにDPP-4という酵素によってその一部が切断され、血糖値を下げるはたらきを失ってしまう。
- GLP-1受容体作動薬は体内のGLP-1よりも長い時間作用し、DPP-4による分解を逃れることができる。

GLP-1受容体作動薬は、形状や注射方法が異なるため、それぞれの使用方法をよく確認しましょう。

GLP-1受容体作動薬の一覧

一般名	商品名（製造販売会社名）		用法・用量
リラグルチド	ビクトーザ®皮下注18mg （ノボ ノルディスク ファーマ株式会社）		通常、成人にはリラグルチドとして、0.9mgを維持用量とし、1日1回朝または夕に皮下注射する。
エキセナチド	バイエッタ®皮下注5μgペン300 （アストラゼネカ株式会社）		通常、成人には、エキセナチドとして、1回5μgを1日2回朝・夕食前に皮下注射する。
持続性エキセナチド	ビデュリオン®皮下注用2mgペン （アストラゼネカ株式会社）		通常、成人にはエキセナチドとして、2mgを週に1回、皮下注射する。
リキシセナチド	リキスミア®皮下注300μg （サノフィ株式会社）		通常、成人にはリキシセナチドとして、20μgを1日1回朝食前に皮下注射する。
デュラグルチド	トルリシティ®皮下注0.75mgアテオス® （日本イーライリリー株式会社）		通常、成人にはデュラグルチドとして、0.75mgを週に1回、皮下注射する。

POINT 5 自己注射の手技を指導し、安全管理を徹底する

　インスリンやGLP-1受容体作動薬は、自己注射が必要な薬剤です。正しい手技を習得し、安全に注射をする必要があります。患者さんが自分で注射できない場合がありますが、代わりに他者が注射できるのは、家族か医療者のみとなります。

　自己注射が必要であると医師にはじめて告げられたときには、患者さんはさまざまな思いを抱きます。指導を始める前に、まずはその思いを聴き、治療の必要性を理解でき、治療に臨めるよう、配慮しましょう。

注射を始める前に抱く患者の思い（例）

- 一生続けなくてはいけないのではないか
- 食事の前に打たなくてはいけない、負担感
- 人に知られたくない、恥ずかしい
- 針を刺すことの不安、痛み、恐怖
- 病気がかなり進んでいるのではないか

自己注射手技の例①：インスリン製剤

STEP 1　インスリン製剤の準備

❶ 石けんで手を洗い、必要物品を準備する

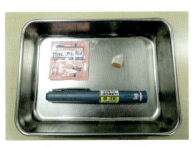

主な必要物品：インスリン製剤、インスリン針、消毒綿、針廃棄容器

❷ 使用するインスリン製剤が指示のものか、使用期限が過ぎていないか、残量があるか確認する

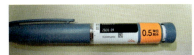

糖尿病の薬物療法

❸ インスリン製剤のキャップをまっすぐ引っ張って外す

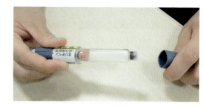

❹ インスリン製剤のゴム栓を消毒する

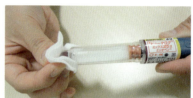

❺ 懸濁が必要なインスリン製剤は指示に従って攪拌する

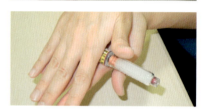

❻ インスリン針の保護シールをはがす

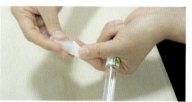

❼ インスリン針をまっすぐ押し、回しながら取り付け、インスリン針のケースとキャップを外す

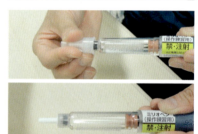

STEP 2　から打ち

❶ 単位ダイヤルを2単位に合わせる

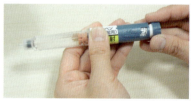

❷ 針を上に向けてインスリンを持ち、指で本体をはじきながら、気泡を上に集める

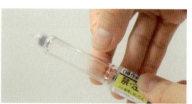

116

❸ 針を上に向けたまま、注入ボタンを押し、針先からインスリンが出てくることを確認する

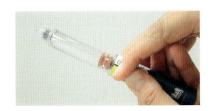

STEP 3　注射の準備

単位ダイヤルを回して指示単位を設定する
☆単位ダイヤルは、1単位ごとに「カチ」と音が出るようになっているものが多く、音でも確認できる

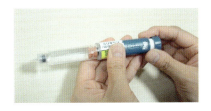

STEP 4　注射

❶ いつも同じ場所に打たないよう、触ってみて硬結や隆起がある部位は避けて注射部位を選択する

推奨されるインスリン注射部位

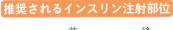

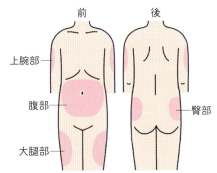

前　後
上腕部
腹部
臀部
大腿部

❷ 注射部位を消毒する

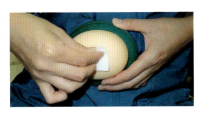

❸ 針を皮膚にさす

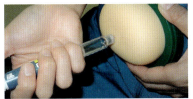

❹ 注入ボタンを単位表示が「0」になるまでしっかりと押す

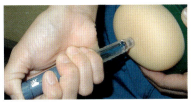

※写真は自己注射練習用腹部モデル

糖尿病の薬物療法

❺ 単位表示「0」確認後、5〜10秒カウントし、針を抜く
※抜針後、注射部位を拭いたりもんだりする必要はない

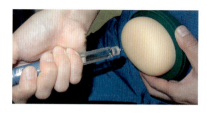

❻ 針に針ケースを取り付け、回しながら針を外し、適切に廃棄する

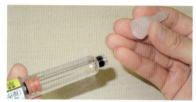

❼ インスリンのキャップをする

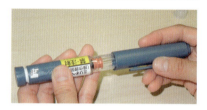

インスリン製剤の管理のポイント

新しいインスリンに交換した場合
▶ から打ちのときに、インスリンが針先から出ないことがあります。そのため、針先からインスリンが出るまで、繰り返し、から打ちを行います。

未開封のインスリン
▶ 冷蔵庫（2〜8℃）で保管します。凍結するとインスリンの効果が不安定になるため、凍結しない場所（野菜室やドアポケット）に保管します。

開封後のインスリン
▶ 冷蔵保存により注入器内部で結露が発生するのを防ぐため、常温で保管します。

使用済みの針
▶ 針刺し事故を防ぐために、蓋のついた硬い容器（瓶や缶など）に入れて廃棄します。
▶ 自治体によっては、回収するところもありますが、一般的には、かかりつけの医療施設か薬局が回収することになっています。インスリン導入時には、施設のルールに沿って、正しい針の廃棄方法を必ず説明しましょう。

未開封、開封とも、30℃以上の高温での保存は、タンパク質が変性する可能性があります。夏の室内でも涼しいところに保管するようにし、暑い場所への外出の際には、保冷バッグなどで保管するよう説明します。

自己注射手技の例②：GLP-1受容体作動薬

① 本体のキャップを外す

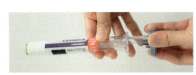

② 注入器のロックが、赤い表示にあることを確認する

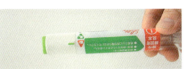

③ 皮膚を消毒する

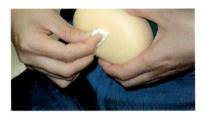

④ 透明な底面を皮膚に押し当てる

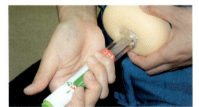

⑤ ロック表示を緑に合わせるよう回して解除する

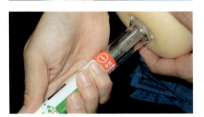

⑥ 注入ボタンを押し、「カチ」という音がすることを確認する

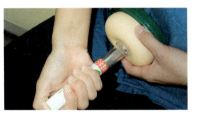

⑦ さらにもう一度「カチ」という音を確認したら、注入器を皮膚から外す

⑧ 音が確認できない場合は、注入ボタンを押して10秒カウントして抜針する

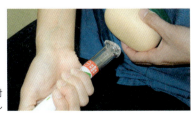

※写真は自己注射練習用腹部モデル

糖尿病の薬物療法

POINT 6 血糖自己測定（SMBG）を指導する

　血糖値は、日常生活に密接に関係し、糖尿病の治療である食事・運動・薬剤の影響により、さまざまに変動します。また、シックデイなど、体調の変化によっても血糖値は変動するため、血糖値の変動を把握することは、治療や生活調整をするうえでとても重要になります。

　夕食前の血糖値が高かった場合、その要因として、例えば、昼食が多かった、昼食時間が遅く測定時間までの間隔が短かった、薬を飲み忘れた、いつもより活動量が少なかった、など振り返ることができ、今後のセルフケアに活かすことができます。

　血糖値は自己検査用グルコース測定器を用いて、患者さん自身で測定します。

血糖値に影響を及ぼす要因

- 血糖測定時間
- 薬剤の種類や量、投与時間
- インスリン注射の部位、手技、混和の状態
- 食事の内容、量、食事時間
- 運動の内容、量、時間
- 低血糖時の補食の内容や量
- 精神的ストレス
- 月経や妊娠など、ホルモンバランス
- 暁現象、ソモジー効果
- 消化吸収機能
- 発熱、下痢、嘔吐などのシックデイ状態
- 入浴時間
- 旅行、学校行事などのイベント
- 糖尿病治療薬以外の薬剤

林道夫，糖尿病看護認定看護師による糖尿病看護研究会監修：糖尿病まるわかりガイド 病態・治療・血糖パターンマネジメント．学研メディカル秀潤社，東京，2014.より引用

血糖自己測定の適応

- インスリン製剤を使用しており、血糖値の変動が大きい患者
- 妊娠中の患者や妊娠を希望している患者
- シックデイなどの重症高血糖の回避
- 低血糖が疑われる患者
- ライフスタイルに応じてインスリンの調整が必要な患者

※保険適用についてはp.132参照

血糖自己測定をSMBG（エスエムビージー）（self monitoring of blood glucose）ともいいます。

血糖測定器の例

	用途	特徴
自己検査用グルコース測定器	糖尿病患者が自分で血糖値を測定する	簡易的な測定であり、患者の身体状況によって変化しやすい
POCT器	医療者が検査として、血液中のブドウ糖を測定する	ヘマトクリットやマルトースの影響を受けず、正しい測定がわかる

＊POCT（point of care testing）

血糖自己測定（SMBG）の手技の例

STEP 1 準備

① 石けんで手を洗う

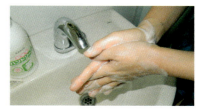

② 物品の準備：穿刺器具、穿刺針、測定器、測定センサー、消毒綿、針廃棄容器

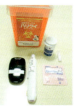

③ 測定器にセンサーをセットし、穿刺器具に穿刺針をセットする

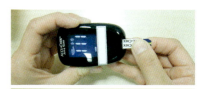

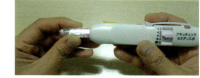

STEP 2 穿刺

① 穿刺する指先を消毒綿で消毒する

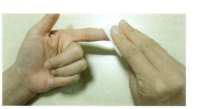

② 指先に穿刺器具を当て、ボタンを押して穿刺する

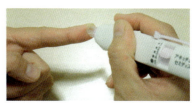

③ 血液を適量（主に粟粒大）確保する

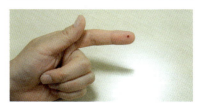

> 糖尿病の薬物療法

STEP 3　測定

❶ 採取した血液にセンサーを付け、血液を吸引する

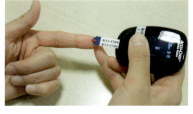

❷ 消毒綿で止血する
❸ 測定値を確認する

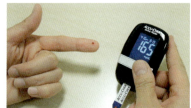

❹ 測定値をノートに記載する

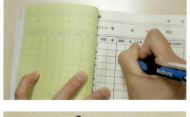

❺ センサーと穿刺針を適切に廃棄する（インスリン針の取り扱いと同様）

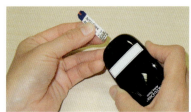

SMBGの注意点

採血適正量を確保する
▶採血量が不足すると、測定不能になる機種や、測定値に誤差が生じる機種があります。測定器によって、採血適正量が異なるため、確認して適正量を確保します。
▶穿刺器具によって、針の長さを調整するダイヤルがあるので活用しましょう。

確実に穿刺する
▶自分の指に穿刺することの恐怖から、うまく穿刺できないことが多くあります。
▶測定する手を机などに乗せて固定することで、確実に穿刺ができます。

消毒液が乾いてから穿刺する
▶消毒液が乾かないうちに穿刺すると、血液が希釈され、測定値が低くなることがあります。

検査前の手洗いを徹底する
▶果汁などが手についたままで測定すると、果汁の糖分により血糖値が高く出ることがあります。アルコール消毒では果汁はふき取ることができないため、検査前の手洗いを徹底するように指導しましょう。

血糖値の偽高値に注意する

▶測定器によっては、マルトース点滴をしている患者さん、透析患者さんなどでは血糖値の偽高値が出ることがあります。

持続グルコース測定システム（CGM・FGM）

24時間連続して皮下の間質液グルコース値を測定することができる機器です。皮下組織にセンサーを穿刺・留置することで、SMBGでは測定しない時間帯での血糖値の傾向がわかり、より血糖変動の状況が把握できることで、より的確な血糖コントロールにつなげることができます。

CGMシステムの例　（CGM：continuous glucose monitoring、持続グルコースモニタリング）

メドトロニック　iPro™2

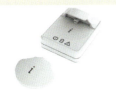

(写真提供：日本メドトロニック株式会社)

- 主に検査として使用し、センサーを取り外し、解析を行うことでデータを把握できる
- センサーを腹部などに装着する
- 最大6日間の連続測定が可能
- 間質液のグルコース値を5分ごとに記録する
- 定期的に血糖値を測定・記録し、データアップロード時に較正をする必要がある

ガーディアン™コネクト システム

(写真提供：日本メドトロニック株式会社)

- セルフモニタリングツールとして使用する（検査目的での使用も可能）
- センサーを腹部などに装着する
- 最大6日間の連続測定が可能で、トランスミッタのデータ保管期間は最大10時間
- スマートフォンなどにインストールされているアプリにデータが送信され、タイムリーにデータを把握できる
- 低血糖や高血糖を予測し、アラートで通知することが可能
- 本人だけでなく、家族ともリアルタイムでアラートやデータを共有することができる
- 定期的な血糖測定値の入力（較正）が必要

FGMシステムの例　（FGM：flash glucose monitoring、フラッシュグルコースモニタリング）

FreeStyleリブレPro（医療者用）

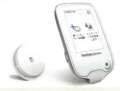

(写真提供：アボットジャパン株式会社)

- 主に検査として使用し、センサーを取り外し、解析を行うことでデータを把握できる
- 上腕に装着する
- 最大14日間の連続測定が可能で、持続的に間質液グルコース濃度を測定し、15分ごとに記録する
- 工場出荷前に補正されており、自己血糖測定による日々の補正は不要
- センサー装着やデータ読み取りは医療機関で行う

FreeStyleリブレ（在宅用）

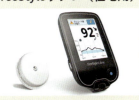

(写真提供：アボットジャパン株式会社)

- セルフモニタリングツールとして使用する
- 上腕に装着する
- 最大14日間の連続測定が可能で、間質液グルコース濃度を毎分測定し、15分ごとに記録する
- センサー装着は患者が行う。患者自身が、いつでもリーダーでセンサーをスキャンする（衣服の上からも可能）だけで、そのときのグルコース濃度だけでなく血糖トレンド（血糖値の推移）を容易に把握することができる
- 工場出荷前に補正されており、自己血糖測定による日々の補正は不要だが、低血糖症状と測定値が一致していないときには、指先での自己血糖測定を行う必要がある

文献

［食事療法］
1）日本糖尿病療養指導士認定機構編・著：糖尿病療養指導ガイドブック2017．メディカルレビュー社，大阪，2017：50-54．
2）日本糖尿病学会編・著：糖尿病専門医研修ガイドブック 改訂第7版．診断と治療社，東京，2017：158，180-187，383-385．
3）野崎あけみ編：糖尿病食事療法まるごとガイド，糖尿病ケア2013春季増刊．メディカ出版，大阪，2013：18-21，29-32，41-43，59，63-67，142-144，226-227．
4）日本糖尿病学会編・著：糖尿病治療ガイド2018-2019．文光堂，東京，2018：44，46-47．
5）中田美江：糖尿病の治療−②糖尿病の食事療法．柏崎純子編，糖尿病看護ビジュアルナーシング，学研メディカル秀潤社，東京，2015：30-32，35-37，40．
6）日本糖尿病学会編・著：糖尿病食事療法のための食品交換表 第7版．日本糖尿病協会・文光堂，東京，2013：7-8．

［運動療法］
1）佐藤祐造編：糖尿病運動療法指導マニュアル．南江堂，東京，2011：1-10，13-19，21-27，45-55，59-61．
2）日本糖尿病学会編・著：糖尿病診療ガイドライン2016．南江堂，東京，2016：68-70．
3）日本糖尿病療養指導士認定機構編：糖尿病療養指導ガイドブック2017．メディカルレビュー社，大阪，2017：61-65．
4）日本糖尿病学会編・著：糖尿病専門医研修ガイドブック 改訂第7版．診断と治療社，東京，2017：206-208，210，214-215，385．
5）笠原啓介：運動が血糖値に効く理由．糖尿病ケア 2016；13（12）：10-13．
6）眞鍋朋誉，栢本あずさ：なぜ運動は体によいのか．糖尿病ケア 2016；13（12）：6-9．
7）松澤佑次：メタボリックシンドローム．病気がみえるVol.3 糖尿病代謝内分泌，医療情報科学研究所，メディックメディア，東京，2012：113．
8）日本糖尿病学会編・著：糖尿病治療ガイド2018-2019．文光堂，東京，2018：49．
9）伊藤朗編：図説・運動生理学入門：生理学の基礎からスポーツトレーニング・運動処方まで．医歯薬出版，東京，1990：129．
10）糖尿病ネットワーク ニュース/資料室 「有酸素運動」と「レジスタンス運動」を組み合わせると効果は最大．
http://www.dm-net.co.jp/calendar/2014/022403.php（2019.8.10.アクセス）
11）糖尿病ネットワーク 糖尿病の運動療法情報ファイル「運動の種類と強度」．http://www.dm-net.co.jp/fitness/basic/003.php（2019.8.10.アクセス）
12）糖尿病ネットワーク ニュース／資料 http://www.dm-net.co.jp/calendar/2013/019862.php（2019.8.10.アクセス）

［薬物療法］
1）糖尿病リソースガイド
http://dm-rg.net/1/img/table_insulin/insulinchart-2019.pdf（2019.8.10.アクセス）
2）日本糖尿病療養指導士認定機構編・著：糖尿病療養指導ガイドブック2017．メディカルレビュー社，大阪，2017．

PART 4 糖尿病患者のセルフケア支援

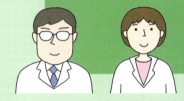

　糖尿病は慢性的な高血糖状態が続くことで、神経障害や網膜症、腎症などの細小血管合併症や、心筋梗塞や脳梗塞、壊疽などの大血管合併症が発症し、生活に支障をきたします。さらに認知症やサルコペニアなどのリスクも高まり、QOLに影響を及ぼします。これらの合併症の発症や進行の予防のために、社会的な役割を遂行しながら生活のなかで食事や運動、薬物といったセルフケアを継続していかなければならず、心理的負担もあります。このように糖尿病をもつ患者さんは、身体的、心理的、社会的影響があるため、多角的な視点から患者さんを支援していく必要があります。

　近年、糖尿病の治療が多様化し、その教育内容も広がり、医療者も多くの知識と技術が必要となり、専門性が求められるようになりました。そこで、医師や看護師、薬剤師、管理栄養士、理学療法士、臨床検査技師などの職種がそれぞれの専門的な立場から患者さんを支援していくチームの重要性が高まっています。さらに、高齢者や認知症をもつ糖尿病患者さんの増加により、病院の病棟と外来の連携だけでなく、他施設との連携が不可欠となります。

糖尿病患者のみかた

POINT 1 　全人的に全体像をとらえる

　糖尿病は、合併症を引き起こすと日常生活にも支障をきたすため、早期予防・治療・教育が重要です。しかし、糖尿病の治療は、食事、運動、薬物療法が中心となるので、患者さん自身が実施しようと考えなければ療養行動にはつながりません。効果的だと思った医療者のアドバイスや意見も、本人にとっては迷惑な話で終わってしまうこともあります。

　その人の生活、生き方に合った方法を見つけるためには、医療者が患者さんを理解することが重要です。最終段階では、==患者さんが自己決定し、治療を選びながら、生活の質を落とすことなく生きていけるように支援すること==が目標になります。最初の段階では、糖尿病、その治療をどのようにとらえているのか、治療を生活に取り入れていくための問題は何かを知り、==患者さんが生きてきた経過や考え方、これからどのように生きていきたいのかを理解すること==が大切です。

糖尿病患者の全体像を把握するうえで必要な情報

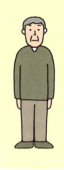

身体面
- 糖尿病分類病型
- 血糖コントロール状況
- 高血糖、低血糖症状
- 合併症の有無
- 内因性インスリン分泌能
- 成長発達や妊娠による影響
- 加齢による日常生活への影響
- 認知機能

発達段階による課題

社会面
- ライフスタイル・ライフイベント
- 社会的役割や経済状況
- 日常生活上でのセルフケア状況

心理面
- 糖尿病の理解
- 糖尿病・治療に対する受け入れ状況（本人・家族）
- セルフケアにおける思い

生き方・価値観

糖尿病の合併症予防の全体像

	一次予防	二次予防	→	三次予防
時期	糖尿病が疑われる、または糖尿病と診断されていないが発症リスクがある	糖尿病と診断され、糖尿病治療を生活のなかに取り入れるなど調整を始めたばかり	合併症の治療	合併症をもちながら生活をする
身体	健康なときと変わらない	健康なときと変わらない	合併症が発症・増悪	生活に支障をきたす
治療の目標	糖尿病を発症させない	糖尿病の合併症を出させない	合併症を進行させない	合併症をもちながら日常生活の質を落とさずに過ごすことができる
支援	生活状況を見直す機会は少ないが、区役所・会社などで保健指導が行われている	自覚症状がない、または乏しいため疾患・治療の受け入れを支援する	日常生活のなかに治療を取り入れ患者らしい生活を支える。また、治療を中断しないように支援する	社会福祉支援を活用しながら患者の生活を支援する。また、患者を支える家族・周囲の人への支援

POINT 2 発達段階における役割遂行と社会的状況を把握する

糖尿病患者さんの平均年齢は、壮年期から老年期の60歳代以上が多いといわれていますが、思春期や青年期まで年齢層の幅は広くなります。そのため、患者さんがどの発達段階であるのか、各段階の特徴を理解することが必要です。

人間の一生は、個人差や性差がありますが、一定の共有する特徴をもちながら常に変化しています。各年代における身体的変化や心理的変化、それに影響される行動や社会的特徴を知ることは、患者さんを理解するうえでとても重要です。

エリクソンの心理社会的発達理論

- 発達心理学者のE・H・エリクソンが提唱した、人が生まれてから死ぬまでの発達段階を8つに分けて示した理論
- エリクソンは人の発達について、「加齢による生物学的な成熟（身長や体重の増加など）や衰退（身体機能や認知機能の低下など）だけでなく、年齢を基準とする時期に応じて生涯を通して発達する」としている

ステージ/時期	年齢	獲得すべき課題	獲得結果
I期 乳児期	誕生～1歳半	基本的信頼 対 不信感	（＋）他者と環境からの支持による信頼感情の醸成 （－）他者に対する恐怖と不安
II期 幼児前期	1歳半～3歳	自立性 対 恥・疑惑	（＋）自己の能力に対する自信の感情 （－）自己の能力に対する疑い、恥の感情、独立性の欠如
III期 幼児後期	3歳～6歳	積極性 対 罪悪感	（＋）行為を自主的に始発させる方法を発見 （－）自分の行為が両親などのもつ規範と衝突する場合には罪悪感をもつ
IV期 学童期	6歳～12歳	勤勉性 対 劣等感	（＋）自己の社会的・教育的能力に関する自信の発達 （－）達成感の欠如。同年代の友達との比較の結果、劣等感をもつ
V期 青年期	12歳～20歳	同一性 対 同一性拡散	（＋）自己のユニークさと、果たすべき役割の理解。基本的な社会的職業的アイデンティティの確立 （－）自分の人生における適切な役割に対する無理解と混乱
VI期 成人初期	20歳～40歳	親密性 対 孤立	（＋）愛情関係、性的関係、親友関係など他人との心理的絆の形成 （－）他人との心理的関係をもつことに対して恐怖を感じ、孤独感を抱く
VII期 壮年期	40歳～65歳	生殖性 対 自己停滞	（＋）社会に対する貢献感、仕事の充実と家族の養育 （－）自分の行動をつまらないものと考える。不活発で自己中心的
VIII期 老年期	65歳以上	統合性 対 絶望	（＋）自分の人生に対する統合的な理解と充実感 （－）失われた時と機会に対する悔悟の年。不満と死の予期による絶望感

PART 4 セルフケア支援

糖尿病患者のみかた

POINT 3 心理的側面を理解する

行動変容ステージモデルを活用すると、患者さんの考え・思いを理解しやすくなります。1980年代前半に禁煙の研究から導かれたモデルで、プロチャスカらが提唱しました。人が行動を変える場合は「無関心期」→「関心期」→「準備期」→「実行期」→「維持期」の5つのステージを通ると考えます。

まずは、その人が今どのステージにいるかを把握し、それぞれのステージに合わせたはたらきかけが必要です。

患者さんの考え・思いを聴きましょう！

疾患・治療について　　セルフケアについて

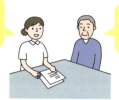

行動変容ステージ別のはたらきかけ

患者のいるステージ（段階）	状況	はたらきかけ
無関心期（前熟考期）	問題を抱えているが、否認したり、認めない時期。行動する気持ちはない	行動に移す必要性や自分の健康問題を自覚した時期であるので、自分の身体や病気をどのように考えているか考えや感情を表出させるかかわりが必要である。患者が興味をもっている情報提供にとどめる
関心期（熟考期）	問題を理解しているが、行動まで達していない時期	行動を起こす必要性を理解しているが、行動を起こすことができない理由があるため、その理由を探す。健康問題を解決するために行動を起こすことの利益・不利益を一緒に確認する
準備期	健康にとってよい行動をすぐにしようと考え、自分なりに行動しているが、正しい水準までの行動には至っていない時期	行動を起こす意志がある時期なので、達成可能な行動計画を立て、成功体験を重ねていくようにする
実行期（行動期）	健康にとって望ましい行動を始めて6か月以内になる	望ましい行動を始めていることを評価する。成功体験を重ねていけるように支援を続ける
維持期	健康にとって望ましい行動をして6か月以上になる	継続していくために、ライフイベントなどの生活の変化に対応できる知識や技術を提供する

もっと知りたい！ 対象喪失

対象喪失には、身体機能の喪失と社会的役割喪失があります。身体機能の喪失は、糖尿病と診断されたことや合併症による視力低下など、健康な身体を失ったと感じることです。社会的役割喪失は、糖尿病の発症や悪化、治療によって、患者さんが担っている社会的役割を失うと感じることです。喪失の対象は人それぞれですが、どのような喪失感をもっているかを理解しておくことは大切です。

対象喪失 → 衝撃・ショック → 防御的退行
身体的・社会的喪失　　不安・混乱　　否認・逃避

→ 承認 → 受容
怒り・抑うつ　　対象消失後の新しい自己への親しみ

> **POINT 4** 生活の状況・習慣、価値観まで詳しく情報をとる

　糖尿病の治療は、薬物療法以外に食事療法や運動療法など日常生活のなかで実施されるため、生活状況や生活習慣、価値観に至るまで、詳しく情報をとることが必要です。

　食欲は人間の欲求の1つです。食事は、人間が生命を維持し成長するために必要な栄養素を摂ることです。しかし、身体を維持するためだけでなく、家族や仲間と一緒に過ごす「心の栄養」を満たす時間であったり、仲間などといろいろな話をしながら食事をする「コミュニケーション」であったり、美味しいものを食べる「人生の楽しみ」であったりします。

　また、食事の時刻、回数、食事の種類、調理法、食べ方には、食事をする人の文化や宗教、家族観などが反映されます。その人にとって食事はどういう意味をもつのかを知ることが必要です。

食習慣

- 朝・昼・夕の食事内容
- 外食回数、内容や理由（仕事中の昼食は毎日近所の定食を食べているなど）
- 間食の有無（ジュース、お菓子、和菓子など）
- アルコール飲酒量、年数、食事と同じようにアルコールを飲む意味（ストレス解消、時間つぶし、友人などとのつながりを維持するなど依存度状況）

> 幼少期からの食傾向など、幼いころからの食習慣は大人になっても大きく変わりません。好きな食べ物を3つ聞くだけでも、その人の食傾向が把握できます。

運動習慣

- 歩く時間、回数（買い物などで歩く場合も）
- 自宅から最寄り駅、会社までの時間、通勤時間
- 1日の生活パターン（朝起きてから寝るまで）

生活パターン

- 糖尿病治療が日常生活のなかでどのように実施されているのか
- 血糖を悪化、または不安定にしている要因、問題はないか
- 患者にとって生活レベルや質がどのように影響を受けているか
- 無理な治療継続は行っていないか　など

> 生活パターンを聴きとりながら、朝起きてから寝るまでの生活の流れを把握しましょう。

糖尿病患者への効果的なアプローチ

POINT 1 患者と話をするときは、環境と面接技術を意識する

面接は、医療者と患者さんが相互理解と信頼関係を築く大切な時間です。感謝の気持ちで面接に臨みましょう。自然と感謝の気持ちが言葉や態度に出てきます。そして、患者さんが考えていること、不安なことなど、現在の患者さんの状況や状態を理解することを最優先に考えてください。

めざす面接の到達点は、**生活状況のなかから血糖コントロールを乱している原因を患者さんと一緒に探すこと**です。そのため、患者さんの感情を表出させ、話すことを促していきます。そして、糖尿病をもちながら生活する患者さんの糖尿病に対する考えや感情を表出させていきます。

感情の表出は、抑圧されやすい否定的な感情や独善的な感情など心の枷を取り払い、逆に自らを取り巻く外的・内心的状況を俯瞰（客観的にみること）しやすくできます。また、自分自身の本心に気がつき、客観的に自分を知ることができるのです。

患者と話をするための環境づくり

- 静かで、患者のプライバシーが保たれ、患者の体調に配慮した場所を設定する
- 目線を合わせるために椅子を準備し、患者が話しやすい環境に整える

椅子の位置

対面スタイル
正面から向き合うため常に視線が合い緊張感が出るが、病状説明など情報を確実に伝えたいときは有用

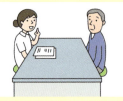

並行スタイル
横並びに座ると、視線を受けないためリラックスでき、タッチングなど行えて親近感を得やすい

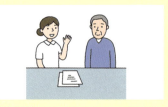

90度スタイル
机を90度の角度で挟んで座るので、お互いが視野に入って対面より視線をはずしやすいため最もリラックスできる

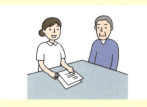

面接で効果的な技術

うなずき・相づち
- 話す側が、話を聞いてもらっていると思え、話しをスムーズに進めることができる

効果的促し
- 話が途切れたり、間が空いたときに、話す側が最後に発した言葉を繰り返したり、話やすい言葉を途中に入れる
- 例 「仕事上の接待では、お酒をどうしても飲まないわけにいかなくて」→「お酒を飲まないわけにいかないんですね」と最後の言葉を繰り返す

開いた質問（open question）
- 閉じた質問の逆で、具体的に話をする質問をする
- 自由に話すことができるので、話し手の関心事を知ることができる
- 例 「インスリン注射を行ってみてどうですか？」

閉じた質問（closed question）
- 「はい」「いいえ」で答える質問をする
- 必要な情報を得たいときによい
- 例 「インスリン注射を忘れたことはありますか？」→「はい・いいえ」

POINT 2 治療の効果や必要性を実感し、自己決定を促す

糖尿病治療を継続するためのポイントは、患者さん自身が、治療を行う効果や必要性を実感し、糖尿病と付き合って生きていくことを自らが決めることです。その気持ちを理解・尊重し、支援するために必要な方法が**自己決定支援**です。

> 患者さんに必要な糖尿病に関する知識や情報を提供したうえで、糖尿病とともに生きる方法を自ら決めていけるように促すことが重要です。

自己決定を促すためのスキル

リフレーミング
患者の話した内容に対して視点を変えて意味づけし、異なった考えや状況を変えて見方を変える

例

> 患者：運動は週に1回しか歩けていません。
>
> 看護師：週1回は歩けていますね。

要約
患者が話した内容のポイントを患者に返す

例 看護師

> Aさんが話した話を要約すると、長年、毎朝30分歩いていたのに、最近は膝が痛くて毎日歩けないことが気になっているのですね。

承認
患者の選択や行動、考えをほめたりする方法と、正当化して話すことの2つがある

例 看護師

> 仕事が営業で接待が多く、食事は外食中心なんですね。その中で、お昼はコンビニのサラダとおにぎり1個、ゆで卵と、過食や栄養の偏りがなく調整できていますね。

支持
患者に対して応援している気持ちを言葉で伝える

例 看護師

> 前向きに取り組めていますね。この調子で無理せず続けていきましょう。

POINT 3 成人期には学習のアプローチが変わる

患者さんの多くは成人です。子どもの教育は、知識・技術が中心になりますが、成人期の学習（**アンドラゴジー**＊）は、「これまでの経験が役に立っている」「自分の興味のあることが優先」「やったことがすぐに役立つことを好む」という特徴があります。

＊アンドラゴジー：自己主導的な学習による成人学習理論で、大人に対する教育を示す言葉。

糖尿病患者への効果的なアプローチ

POINT 4 患者に合わせた血糖パターンマネジメントを行う

　患者さんを理解することができたら、次は、実際の患者さんの血糖値をみながら介入をしていきます。生活での血糖に合わせた介入を行う方法の1つに、血糖パターンマネジメントがあります。

血糖パターンマネジメントとは？

すべての糖尿病治療を含む、血糖コントロール管理の包括的な方法で、患者さんの血糖自己測定を通じて収集したデータを、論理的・系統的に分析することです。

血糖パターンマネジメントを行うことで

1
患者の測定データをもとに患者と医療者双方による、日・週単位・長期間の血糖値管理における分析の活用や、数日間の血糖変動の傾向に基づき治療の調整を行う。

2
日本では看護師がインスリン量の調整を行うことは、特定行為認定看護師のみ医師の包括指示のもとに認められている。医療者は、患者の生活に合わせた薬物療法を進めていけるようはたらきかける。

血糖パターンマネジメントの要素

①治療に対する患者の積極的な参加	・血糖コントロールは、患者自身が治療に向き合うことが重要で、患者の治療に対する積極的な参加を促す ・患者が測定した値と自分の行為を結びつけることができる
②患者と医療者との目標血糖値の確認	・医療者から一方的に伝える目標血糖値では、達成が難しい ・患者自身が達成したいと思い、かつ達成可能な目標血糖値を、患者とともに明確にすることで達成感が生まれる
③調整のために必要な血糖自己測定値の変動をとらえる	・血糖自己測定は苦痛を伴うため、可能な限り測定回数を減らし、効率よく血糖コントロールに反映できるようにする。そのためには、治療内容や生活パターンを考慮しながら日内変動をとらえる ・血糖自己測定は、インスリン製剤とGLP-1受容体作動薬の使用者、また妊娠中の糖尿病の一部の人のみ保険適用になる

事例 Aさん　70歳代　男性

30年前に糖尿病と診断、13年前に教育入院にてインスリン注射指導され、その後通院を続けている。

事例を通して、血糖パターンマネジメントを具体的に考えてみましょう。

採尿結果

▶血糖320mg/dL、HbA1c 13.3%、GA 38.3%、AST 24U/L、ALT 21U/L、γ-GTP 60.4U/L、総コレステロール243mg/dL、HDL-C 77mg/dL、LDL-C 136mg/dL、Cr 0.94mg/dL、e-GFR 60.4、ACR 5162mg/g・Cr
▶尿糖（4＋）以上　尿タンパク（3＋）アセトン体（－）

合併症

▶網膜症：PHC後、神経障害：アキレス腱反射低下、振動覚低下、腎症：第3期
▶インスリン注射を中断して血糖値が高かったが、血糖測定を再開し、測った値で患者と一緒に生活を振り返り、インスリンの効果を確認しながら、セルフケアの目標設定を行っている。

血糖測定用紙

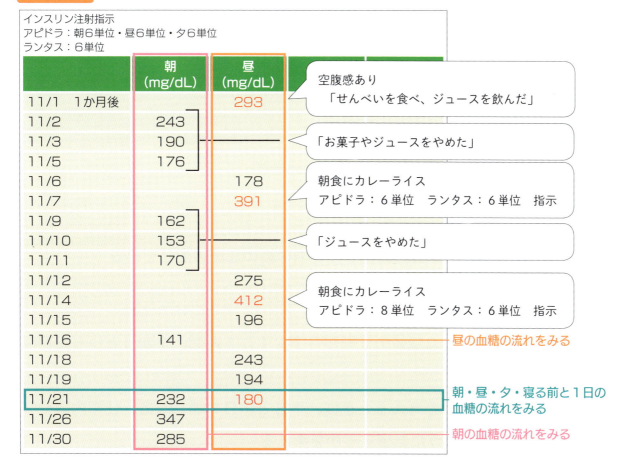

糖尿病患者への効果的なアプローチ

インスリンの効果（薬物療法）と食事療法・運動療法の実施・生活状況を患者さんと一緒に考えながら、血糖の変動を確認します。

生活状況と治療が血糖表のなかでどのように影響し合っているのかをみていきます。

血糖の変動を確認するステップ

❶ インスリン製剤の効果を考える

▶アピドラ®注のインスリン効果は投与して2時間がピークとなる。

❷ 血糖値をみる

▶11/1昼の血糖値が「293」と高値であった。

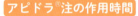
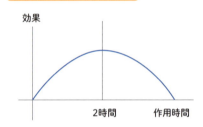

アピドラ®注の作用時間

❸ 高血糖の原因を考える

▶インスリン量が不足している可能性がある。本人に間食を確認すると「せんべいを食べ、ジュースを飲んだ」と話したので、このときは、間食が高血糖の原因と考える。

❹ その他、昼の縦の血糖値を確認する

▶食事や間食をすると血糖値が上昇していることを確認する。

血糖パターンマネジメントのポイント

❶ 1日の血糖の変動をみる（p.133の血糖測定用紙を参照）

▶測定された血糖表を縦のライン、横のラインで数値をとらえて、インスリン注射の効果と食事量・運動量・ストレスなどの生活状況、体調などの相乗効果をみていく。

❷ 朝の血糖、昼の血糖、夕方の血糖と血糖表の縦の血糖の変化をみる

▶血糖表の縦のラインは、同じ測定時間の血糖の流れであり、横のラインは、1日の血糖の流れである。
▶血糖は点でとらえるのでなく、線でとらえ、その血糖値と生活状況、他の要因との関係をみていく。

❸ 血糖パターンは1日の血糖値の変動だけでなく、1週間、1か月といった期間の変動もとらえていく

❹ 1週間の血糖パターンを考えるときは、平日と休日の過ごし方、仕事内容や食事時間のずれがどのように影響するかを考える

糖尿病患者を支援するチーム

POINT 1 専門性を発揮し、セルフケアの知識・技術の獲得を支援する

　糖尿病患者さんは、食事療法や運動療法をはじめ、注射や血糖測定、フットケア、低血糖の予防と対処、シックディ予防とシックディルール、セルフモニタリングなど多くのセルフケアに関する知識と技術を獲得しなければなりません。これらのセルフケアに関する知識と技術の獲得のために、糖尿病チームメンバーはそれぞれの専門性を発揮して糖尿病患者さんを支援します。

　糖尿病チームは、患者さんや家族を中心として、医師や看護師、薬剤師、管理栄養士、理学療法士、臨床検査技師などがメンバーとして挙がります。

糖尿病チームのメンバーの例

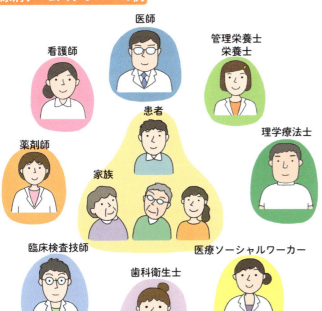

糖尿病患者さんのセルフケアに関する知識と技術の獲得のために、糖尿病チームメンバーはそれぞれの専門性を発揮して患者さんを支援します。

> ✓ **多職種協働**
> 　異なる専門性をもった職種が同じ目標に向かって、共に力を合わせて活動することをいい、協働とはコラボレーション（collaboration）とも表現できます。
> 　糖尿病における多職種協働は、糖尿病患者さんが血糖、体重、血圧、血清脂質の良好なコントロール状態を維持することで糖尿病の合併症の発症と進行を予防し、その人らしい生活を送れることをめざして、多職種がそれぞれの立場から専門性を発揮し、患者さんを支援することです。多職種で協働することで多角的な視点から患者さんを支援することができ、多職種から構成されるチームをつくり、活動します。

糖尿病患者を支援するチーム

糖尿病チームメンバーの役割

医師	・糖尿病の診断と治療方針の計画を立案する。治療の最終的な責任をもつ ・患者の問題を把握する ・治療や検査の意義を説明し、動機づけを行う
看護師	・患者の生活に密着したかかわりをもつ ・患者の話を聴く時間がもてるため、糖尿病や治療に対する思いを聴きながら、動機づけを行ったり、代弁者となったりする
管理栄養士 栄養士	・医師の指示した食事療法に基づき、具体的な献立の提案、栄養相談を行う ・患者の生活習慣や嗜好なども考慮し、実行できるよう支援する
薬剤師	・医師の処方した薬剤に関しての作用や副作用、その対処や予防方法、注射の方法などの教育を行う
臨床検査技師	・糖尿病の状態を評価するうえで必要なHbA1cや血糖値などの血液検査と、尿糖、尿タンパクなどの尿検査を実施する ・糖尿病の合併症を評価するために心電図や末梢神経伝導速度などの生理機能検査を実施する ・自己血糖測定器の使用方法や管理の説明を行う
理学療法士	・患者の生活スタイルや身体機能に合わせた具体的な運動療法の提案と実施、評価を行う
歯科衛生士	・歯周病予防のための歯みがきや歯間清掃などの口腔ケアの具体的方法の提案と教育を行う ・専門的な歯垢や歯石などの除去を行う
医療ソーシャルワーカー	・糖尿病によるさまざまな心配事に対して、相談・活用できる社会資源の紹介と手続きについて説明する
臨床心理士	・糖尿病をもつことでのつらさや不便さなどの困りごとに対して、カウンセリングなどの心理的側面から支援する
義肢装具士	・フットプリントなどによる足の状態の評価を行う ・インソールや靴、義足などの製作を行う

日本糖尿病療養指導士認定機構編・著：糖尿病療養指導ガイドブック2019. メディカルレビュー社, 大阪, 2019：8. を参考に作成

もっと知りたい！ 看護師のリソースの活用

　糖尿病のセルフケアにかかわる専門家として、慢性疾患看護専門看護師や糖尿病看護認定看護師、日本糖尿病療養指導士などの資格をもった看護師がいます。

　また、糖尿病患者さんが高齢であれば、老人看護専門看護師や認知症看護認定看護師であったり、子どもであれば小児看護専門看護師に相談することも有効です。足潰瘍がある患者さんでは皮膚・排泄ケア認定看護師に相談してみるのも問題解決につながります。

糖尿病チームにおける看護師の役割

① 患者の糖尿病や治療に対する思いを聴く

　糖尿病のセルフケアは患者さんが主体となって行っていくものです。そのため、患者さんにセルフケアを行う意欲がなかったり、必要性を理解していなかったりすると、セルフケアを行うことができません。患者さんが糖尿病や治療に対してどのように思っているのか、糖尿病や治療を受け入れることができているのかなど、患者さんの思いを聴く必要があります［→p.128］。この思いを聴くことは、患者さんとかかわることの多い看護師の役割といえるでしょう。

　糖尿病と診断されたときに、糖尿病であることを受け入れられたとしても、糖尿病の合併症が発症したり、新たな治療が開始されたりしたときには、その受け入れができず、セルフケアへの意欲が低下することもあります。適宜、患者さんの思いを聴くことが重要です。

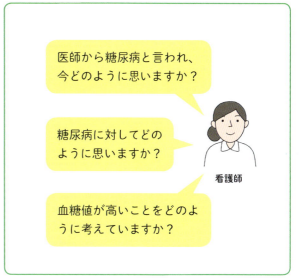

② 患者の生活を知る

　糖尿病の患者さんは、長期にわたって毎日の生活のなかでセルフケアを行っていかなければなりません。そのため、患者さんの生活のなかに、無理なくセルフケアを組み込むこと、生活のどの部分に改善が必要なのか、患者さんと一緒に考えることが必要です［→p.129］。家族構成や職業、経済状態などの社会的側面もセルフケアの継続に影響します［→p.126］。

　患者さんが自分に合ったセルフケアを獲得するためには、患者さんの生活を知ることが重要です。患者さんが何時に起きて、何時に寝るのか、いつ、どこで、どんな食事をするのかなど、患者さんの生活を把握し、具体的なセルフケアの提案につなげていきます。

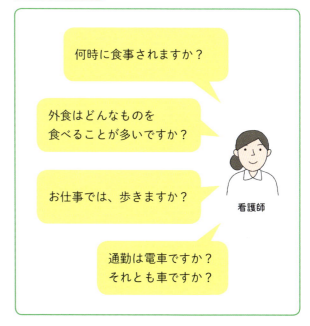

> 糖尿病患者を支援するチーム

③ 患者のこだわりを知る

患者さんには、仕事が大事、孫の世話が大事など、それぞれの生活や人生において、これだけはゆずれないといった大切にしているこだわりや信条があります。セルフケアの必要性を理解していても、こだわりや信条によって糖尿病のセルフケアより優先されることがあります。その人らしい生活を支援するためには、患者さんのこだわりを知ってそれを考慮したセルフケアの提案が必要となります。

アプローチの例

患者:「孫が一緒におやつを食べようって言うんですよ。」

看護師:「お孫さんとのおやつの時間は大切ですね。」

看護師:「Aさんはお孫さんとのおやつの時間が生きがいなんです。血糖値の上がりにくいおやつの摂り方の情報提供をお願いできますか？」

栄養士:「血糖値の上昇を少なくするために、お孫さんとおやつを半分にしたり、ヨーグルトにしてみたりするのはいかがでしょう。」

④ 具体的なセルフケアを提案する

看護師が提供できるセルフケアに関する知識と技術には、食事療法や運動療法をはじめ、注射や血糖測定、フットケア、低血糖の予防と対処、シックディ予防とシックディルール、セルフモニタリングなどがあります。患者さんの生活に組み込めるように具体的にセルフケアを提案します。

アプローチの例

患者:「毎日、午前中に買い物に行くの。」

看護師:「寝る前だけでなく、買い物に出かける前にもお水かお茶を飲んで出かけるといいですよ。」

⑤ 糖尿病チームのメンバーに情報提供する

患者さんから得た情報を糖尿病チームメンバーに提供することが必要です。提供された患者さんの情報をもとに、より患者さんに合わせたセルフケアの知識と技術を提供することができます。患者さんのなかには、医師の前で不安や疑問など言いづらいと思っている人もおり、看護師には患者さんの代弁者としての役割もあります。

アプローチの例

薬剤師：手がしびれて小さな薬はつまむのに時間がかかると言っていました。

看護師：同じ作用の薬で形状の大きい薬剤に変更するのもいいですね。

栄養士：料理は電子レンジを使うことしかできないと言っていました。

看護師：レンジでできる献立を提案してみます。

医師：夜はテレビを見ながら寝てしまうことがあるみたいです。
看護師：確実に注射できるように時間を変更しよう。

薬剤師：握力が弱くて、注射器がしっかり持てないようです。

看護師：同じ作用の注射で、グリップが太い注射デバイスがありますよ。

> **もっと知りたい！** 糖尿病教室

糖尿病教室では、セルフケアに必要な知識の提供のために各職種がそれぞれの立場から講義を行います。医師は、糖尿病の病態や合併症、治療目標など、糖尿病とはどういう疾患なのかという視点で講義を行い、看護師は、フットケアや低血糖、脱水予防など糖尿病患者さんの生活にかかわる内容になります。薬剤師と栄養士はそれぞれ薬物療法と食事療法について講義します。運動療法については理学療法士が担当しますが、施設によって理学療法士が不在の場合は、医師や看護師が行うこともあります。歯科医や歯科衛生士が所属している病院では、糖尿病と歯の関係など、時期に合わせて災害時の対応などの講義をする施設もあります。

形式は講義スタイルが多いですが、グループワークを取り入れたり、実際に運動や血糖測定を行うなどの実践的な糖尿病教室もあります。糖尿病教室は、集団教育となるため、情報提供や患者どうしの交流、動機づけなどが目的となり、生活のなかでより個々の患者さんに合わせたセルフケアのための指導は、個別指導が適しています。

糖尿病チームにおける講義担当の例

糖尿病教室のご案内

〈日時〉毎月第2・4木曜日　●:00～●:00
〈場所〉●●●病院　2階　会議室

1	医師	糖尿病とは
2	看護師	フットケア、シックディ、低血糖
3	薬剤師	注射と内服について
4	管理栄養士	食事について
5	臨床検査技師	糖尿病の検査と合併症
6	理学療法士	運動について

筆記用具をご用意ください

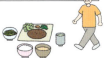

糖尿病患者を支援するチーム

POINT 2 患者の状態に合わせた糖尿病チームメンバーを考える

チームのメンバーや役割は、施設の規模や人的資源によって異なり、患者さんの状況に応じてメンバーの構成も変わってきます。それぞれが責任をもち、お互いの役割を補完しながら活動します。

地域の場合…

糖尿病の合併症が進むと、視力低下によって注射やフットケアができなかったり、足病変によって買い物に行けず、食事療法ができなかったりと、糖尿病の症状によって糖尿病の治療が続けられなかったり、1人では生活そのものができず、その人らしい生活を送ることができなくなる可能性があります。このような場合、家族に対して治療が継続できるように教育し、調整していく必要がありますが、家族が不在の場合や家族がいても十分な支援ができない場合は、社会資源を活用していくことが必要となります。

その際の糖尿病チームのメンバーは、急性期病院だけでなく、地域のなかの職種が協働して患者さんを支援していくことになり、急性期病院の医師や看護師に加えて、かかりつけ医や訪問看護ステーション、地域包括支援センターなどの職種がメンバーになります。

地域における糖尿病チームメンバーの例

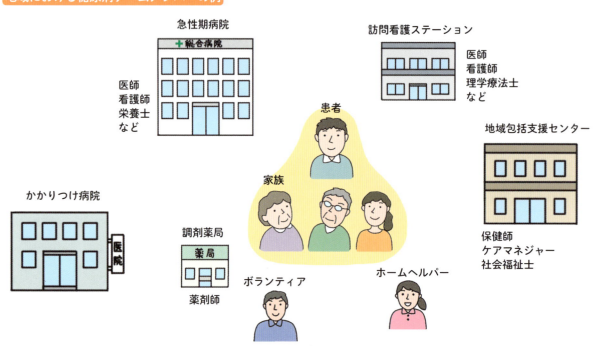

足潰瘍のある糖尿病患者の場合のチームメンバー

糖尿病内科医、看護師、栄養士、薬剤師
＋

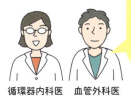
循環器内科医　血管外科医

血流の低下はないかな？
血流が低下していると潰瘍が治りにくい。

理学療法士

歩き方はどうかな？
患側をかばった歩き方になっていないかな？

皮膚科医　形成外科医

潰瘍の滲出液はどうかな？
感染していないかな？

義肢装具士

免荷が重要。
傷が当たらない靴はどうしようかな？

認知症のある糖尿病患者の場合のチームメンバー

糖尿病内科医、看護師、栄養士、薬剤師
＋

デイサービススタッフ

入浴のときに、足が赤くなっていないか、乾燥していないかチェックします。

デイケアスタッフ

低血糖になりやすい時間は避けて体操を勧めます。
体操の前後に水分摂取も促します。

近所の人

一緒に買い物に行きます。
そのときはブドウ糖も持っていきますね。

調剤薬局の薬剤師

薬の飲み忘れや薬の残りがないか、聞いてみます。

糖尿病患者を支援するチーム

POINT 3　発達段階やライフイベントによって糖尿病チームメンバーは異なる

　糖尿病は乳児期から老年期までの幅広い発達段階の患者さんを対象とし［→ p.127］、それぞれの人生ではさまざまなライフイベントもあります。そのため、糖尿病チームのメンバーは発達段階やライフイベントによっても構成が異なります。発達段階やライフイベントに合わせて、そのつど患者さんの問題をアセスメントし、どのような職種がチームメンバーとして必要か検討していきます。

小学生の1型糖尿病患者の場合のチームメンバー

糖尿病内科医、看護師、栄養士、薬剤師　＋

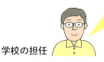
学校の担任：遠足や修学旅行などのスケジュールが決まったら、看護師さんに伝えます。

保健室の養護教諭：保健室にブドウ糖とビスケットなどの補食を置いておきます。

両親：過保護にならずに、見守りながら、できることはやらせます。

学校の体育の先生：体育の時間の前に血糖値を測ったか確認すればいいですか？

発達段階におけるチームメンバー

発達段階	乳児期	幼児前期	幼児後期	学童期	青年期	成人初期	壮年期	老年期
ライフイベント			就学		就職	結婚・出産		定年・孫の世話・配偶者の死別
生活の中心となる場所	家庭	保育園・学校			職場・家庭			地域
チームメンバー	両親	保育士・学校の教員・両親			両親・職場の上司	配偶者・職場の上司		配偶者・子ども

POINT 4　患者会による患者どうしも、糖尿病チームの1つ

　糖尿病においては、同じ糖尿病をもつ人との交流により「自分だけではない」と思うことができ、心理的な支援につながります。これが患者会の大きな目的です。患者会に参加することよって、患者さん自身が実際に行っているセルフケアの具体的な方法や工夫をお互い知ることができます。これらの情報は医療者からの情報よりリアリティがあります。

142

患者会の目的
- 糖尿病や治療に関する知識を習得する
- 患者や家族の療養生活の中での体験や情報、思いを共有する
- 患者や家族、医療者との親睦を深める

患者会のメリット
- 糖尿病に関する情報を得ることができる
- 療養行動の具体的な方法や工夫を知ることができる
- 糖尿病や療養生活に対する思いや考えを表出できる
- 自分の療養法や療養生活について話し、受け入れてもらうことで自信につながる
- 困りごとや心配事が自分だけでないということがわかり、安心できる
- 患者会での交流から友人としての関係が深まる

患者会におけるイベント
- 勉強会や展示会（最新情報の提供、患者の体験談など）
- 調理実習や食事会
- 旅行やハイキング、登山、バーベキュー
- 新聞やニュースレターなどの発行

出原祐美：チーム医療の整備. 平野勉監修, 柏崎純子編, 糖尿病看護ビジュアルナーシング, 学研メディカル秀潤社, 東京, 2015：308. より引用

もっと知りたい！ 地域包括ケアシステム

　地域包括ケアシステムとは、高齢者の尊厳の保持と自立生活の支援の目的のもとで、可能な限り住み慣れた地域で、自分らしい暮らしを人生の最期まで続けるための、地域の包括的な支援・サービスの提供体制のことをいい、厚生労働省が2025年を目途に、地域包括ケアシステムの構築を推進しています。疾患をもっていても、その人らしい生活を送っていくためには、地域における医療・介護の関係機関が連携し、多職種協働により在宅医療・介護を一体的に提供できる体制の構築が必要だと考えられています。

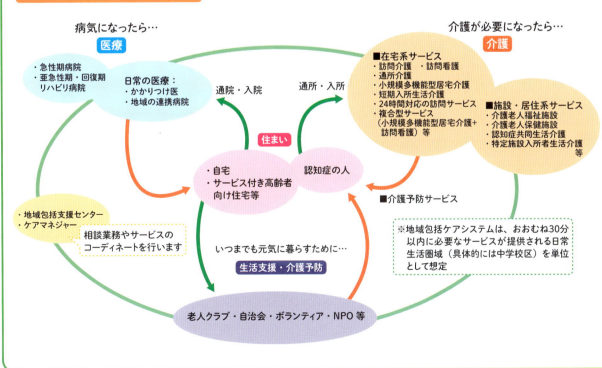

地域包括ケアシステムのイメージ

糖尿病チームにおけるカンファレンス

POINT 1 患者の身体・心理・社会面の情報を共有する

　糖尿病患者さんが糖尿病の合併症の発症と進行を予防し、その人らしい生活が送れることをめざすために、糖尿病チームメンバーによるカンファレンスを行います。カンファレンスでは、情報の共有を行い、アセスメントし、問題の解決策を検討します。また、多職種との意見を交換することで多角的な視点で考えることができ、自分自身の成長につながる機会でもあります。

　チームメンバーそれぞれが専門性をもち、視点が異なるため、異なる考えや意見があって当然です。同じ目標に向けて意思統一し、チームとしての合意を図るために情報の共有が欠かせません。また、患者さんの身体・心理・社会面の情報を1人のスタッフが収集するのは時間も要し、難しいことです。しかし、これらの情報は患者さんを支援していくためには必要な情報であるため、それぞれが患者さんとかかわったことで得ている情報を共有します。

カンファレンスで共有する情報 [→p.126]

身体面
- 病態と治療
- 血糖コントロール状態（高血糖や低血糖の出現頻度、症状）
- 合併症の状態の程度や症状の有無
- 糖尿病以外の疾患の有無とその状況
- 生活習慣とADLの状況

患者

心理面
- 糖尿病や治療の受け入れ（本人、家族、周囲の人々）
- 糖尿病という疾患の理解
- 高血糖や低血糖への考え方
- セルフケアに対する思い

社会面
- 発達段階と発達課題
- 家族構成
- 社会的役割（仕事、家庭、地域）
- 日常生活パターン
- ライフイベント
- 経済状況

活動は車での営業で…。

治療方針はインスリン注射を…。

 理学療法士　　 医師

 栄養士　　 看護師

昼食はいつも外食で…。

症状がないから大丈夫と思っていたと…。

POINT 2 問題を抽出し、解決策を検討する

　糖尿病や合併症の状態、治療などの身体的状態と、その状態に対する患者さんの心理的な影響、仕事や家庭などの社会的な影響など患者さんの状態をアセスメントし、患者さんの生活の問題を抽出します。そして、問題を解決するために患者さんが獲得する必要のあるセルフケアは何か、そのために必要な教育は何か、社会資源の活用など環境調整が必要なのかなど具体的に解決策を検討します。チームメンバーの誰が責任をもって実施するのか、役割分担も決定します。

生活のなかでできる運動を提案してみます。

1日1回の注射にしようか…。

ランチの選び方を提案してみます。

体重の変化をグラフにしてみます。

 理学療法士
 医師
 栄養士
 看護師

> 糖尿病の患者さんは血糖コントロールや糖尿病の合併症の評価とその治療などの目的で入院することがあります。
> 一般的には、退院前カンファレンスは退院の1～2週間前に実施されますが、糖尿病の患者さんは入院期間が短いことが多いため、入院前からカンファレンスを行うことも必要です。

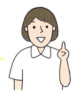

もっと知りたい！　倫理カンファレンス

　治療の高度化や患者さんの価値観の多様化によって倫理的問題が増加しています。糖尿病においても、インスリン注射や透析導入などを拒否する患者さんに対して「治療したほうが身体的には望ましいのに」とジレンマを感じる場面があるでしょう。そのようなときには、倫理的な視点で問題を解決する必要があります。

　その際も、患者さんの思いや考えを尊重することが重要であるため、患者さんはどう思っているのか、それに対して家族はどう思っているのか、情報を確認します。そして、患者さんの思いを尊重することでの身体的なリスクはどうなるのか、多角的な視点でアセスメントし糖尿病チームとして患者さんの意思決定を支援します。

倫理的問題が考えられる患者の言動の例

- 好きなものを食べてぽっくり逝きたいから、甘いものはやめられない。
- 注射は面倒だから、絶対したくない。
- 仕事を休んで入院するとクビになるから入院できない。
- 透析するくらいなら死んだほうがましだ。

PART 4　セルフケア支援

糖尿病チームにおけるカンファレンス

カンファレンスの実際

事例を通して糖尿病カンファレンスの実際をみてみましょう。

事例 Bさん　70歳前半　男性　妻との2人暮らし（妻は日中、仕事をしている）
- 右足の潰瘍がなかなか治癒しないため、皮膚科を受診。採血をしたところ、高血糖を認め、糖尿病内科へ入院し潰瘍の治療も併行することになった。
- 血糖値は改善し、足の潰瘍も治癒傾向となり、1週間後に退院予定となった。筋力アップのためにリハビリテーションを開始している。
- 治療：食事療法、GLP-1受容体作動薬（週1回）、潰瘍の洗浄と処置（毎日）

カンファレンスの参加者

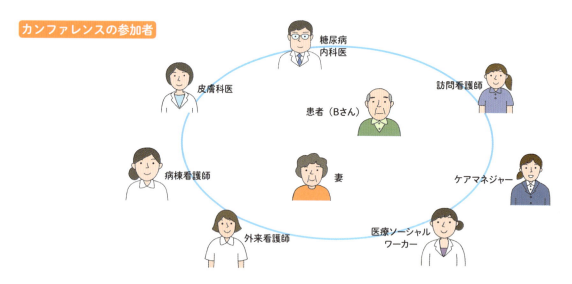

❶ 目的を明確にする
▶ Bさんの退院に向けて問題の確認と必要な調整を検討することを伝える。

❷ Bさんの状況を共有する

血糖値は注射することで安定していますが、退院後も食事療法を継続していくことが必要な状態です。
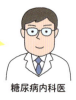
糖尿病内科医

車椅子の生活であれば、もう少し入院していたほうがいいと思います。

訪問看護師

足の潰瘍は徐々に治ってきていますが、今後も毎日、足を洗って軟膏を塗るという処置を続けていくことが必要です。足の状態としては、1〜2週間に1度受診できれば大丈夫な状態です。

皮膚科医

奥さんの負担になるのであれば、もう少し入院をしていたほうがいいですか。

ケアマネジャー

今は、筋力が低下しているため、車椅子での生活となっています。処置は、数日前から病棟で奥さんに来ていただいて看護師と一緒に行っています。

病棟看護師

奥さんや訪問看護師さんがもう少しというなら、もう少し入院できるように調整してみましょう。

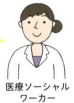
医療ソーシャルワーカー

最初は傷を見るのが怖かったけど、何とか見られるようになったし、処置できると思います。食事も病院で量を見たのでできると思います。

妻

退院できるなら家に帰りたいけれど、女房に世話をかけるから、女房が無理なら、がまんする。

Bさん

❸ 問題を抽出する

▶糖尿病や足潰瘍の状態は安定しており、食事療法や注射療法、足の処置を継続していくことで自宅での生活は可能である。

▶長期の臥床によって筋力が低下しており、車椅子での生活が余儀なくされ、移動時は介助が必要であり、妻の介護負担が大きい。そのため、Bさんは自宅で過ごしたいという思いがあるものの、妻の負担を考慮して入院という選択をしている。

❹ 目標を統一する

▶妻の負担が大きくならず、Bさんが自宅で安全に治療を受けることができるように環境調整とBさんのADLの向上を図る。

❺ 具体的な解決策を検討する

▶妻の協力のもと浴室でシャワーを活用し、足の洗浄と処置を実施する。訪問看護師の訪問時に創部の状態の観察を行う。
▶注射は訪問看護師が実施するが、自宅での生活が慣れた段階で少しずつBさんに実施を促していく。
▶食事は妻が調理することを基本とし、冷凍の宅配食を活用できるように栄養士に依頼する。
▶トイレ移動と浴室までの車椅子での自走ができるリハビリにするよう理学療法士に依頼する。

このカンファレンスには、栄養士や理学療法士が参加していませんでしたが、具体策では糖尿病チームメンバーの専門性を考慮して役割分担をして、それぞれにカンファレンスの内容を報告しました。

索 引

和文

あ
アシドーシス ･･････････････････ 41
アドレナリン ･･････････････････ 15
アルブミン尿 ･･････････････････ 51

い
医師 ･･････････････････････ 136
意識障害 ･･････････････････ 39
易疲労感 ･･････････････････ 22
医療ソーシャルワーカー ･･･････ 136
インスリン ･･････････････････ 8
インスリン基礎分泌 ･････････ 12, 107
インスリン製剤 ･････････ 107, 115
インスリン注射部位 ･･･････････ 117
インスリン追加分泌 ･･･････ 13, 107
インスリン抵抗性 ･･･････････ 11
インスリン分泌指数 ･･･････････ 25
インスリン分泌障害 ･･････････ 11
インスリンポンプ療法 ･･･････････ 110

う
運動 ･･････････････････････ 78
運動筋 ･･････････････････ 79
運動習慣 ･･････････････････ 129
運動療法 ･･････････････ 58, 78
運動療法の禁忌 ･････････････ 82
運動療法の適応 ･････････････ 84

え
栄養士 ･･････････････････ 136
栄養素 ･･････････････････ 66
エネルギー源 ･･････････････ 79
エネルギー消費量 ･････････ 78
エネルギー摂取 ･････････････ 65
エピネフリン ･･････････････ 15

お
応用カーボカウント ･･･････････ 73

か
下垂体 ･･････････････････ 15
下垂体ホルモン ･････････････ 15
合併症 ･･････････････････ 2, 34
果糖 ･･････････････････････ 6
カートリッジ製剤 ･･･････････ 110
カーボカウント ･････････････ 72
カリウム ･･････････････････ 74
看護師 ･･････････････ 136, 137
患者会 ･･････････････････ 142

き
緩徐進行 1 型糖尿病 ･･･････ 19
感染症 ･･････････････････ 36
眼底検査 ･･････････････ 32, 50
冠動脈疾患 ･･････････････ 37
カンファレンス ･････････････ 144
管理栄養士 ･･････････････ 136

き
義肢装具士 ･･････････････ 136
基礎カーボカウント ･･･････････ 73
急性合併症 ･･････････････ 3, 39
境界型 ･･････････････････ 24
強化インスリン療法 ･････････ 110
狭心症 ･･････････････････ 48
胸部X線単純撮影 ･･･････････ 32

く
空腹時血糖異常 ･････････････ 24
空腹時血糖値 ･･･････････ 24, 28
靴選び ･･････････････････ 93
グリコアルブミン ･････････････ 30
グリコーゲン ･･････････････ 6, 79
グリニド薬 ･･････････････ 101
グルカゴン ･･････････････ 8, 15
グルコース ･･････････････ 6, 8

け
経口血糖降下薬 ･････････････ 96
経口薬・基礎インスリン併用療法 ･･ 110
劇症 1 型糖尿病 ･････････････ 19
血液検査 ･･････････････････ 27
血管障害合併症 ･････････････ 36
血中インスリン検査 ･･････････ 29
血糖コントロール ･･･････ 60, 63, 132
血糖自己測定 ･･････････････ 120
血糖測定 ･･････････････････ 28
血糖値 ･･･････････ 8, 10, 22, 120
血糖パターンマネジメント ･･･････ 132
ケトン体 ･･････････････････ 31
減塩 ･･････････････････････ 75
検査 ･･････････････････････ 26
減量指導 ･･････････････････ 76

こ
高LDLコレステロール血症 ･･･････ 76
口渇 ･･････････････････････ 22
交感神経刺激症状 ･･････････ 44
高血圧（の食事療法） ･････････ 75
高血糖 ･･･････････････ 14, 20, 22
高血糖高浸透圧症候群 ･･･････ 41
高血糖昏睡 ･･････････････ 3, 40

こ
高ケトン血症 ･･････････････ 41
高中性脂肪血症 ･････････････ 76
高齢者 ･･････････････････ 61
高齢者（の運動療法） ･････････ 83
高齢者（の食事療法） ･････････ 77
骨格筋 ･･････････････････ 79
コルチゾール ･･････････････ 15
混合型インスリン ･･･････････ 108

さ
細小血管合併症 ･･･････ 3, 36, 48
サルコペニア ･････････････ 80

し
歯科衛生士 ･･････････････ 136
自覚症状 ･･････････････････ 4
自覚的運動強度 ･････････････ 86
持効型溶解インスリン ･･･････ 108
自己決定支援 ･････････････ 131
自己注射 ･･････････････ 115, 119
自己免疫性 1 型糖尿病 ･･･････ 19
脂質 ･･････････････････････ 66
脂質異常症（の食事療法） ･･････ 76
歯周病 ･･････････････････ 37
持続性高血糖 ･･････････････ 22
社会的状況 ･･････････････ 127
準備運動 ･･････････････････ 91
小児（の食事療法） ･･･････････ 77
情報共有 ･･････････････････ 144
食塩 ･･･････････････････ 67, 74
食後血糖値 ･･････････････ 28
食習慣 ･･･････････････ 68, 129
食事療法 ･･･････････････ 58, 64
食品交換表 ･･･････････････ 69, 70
食物繊維 ･･････････････････ 66
除脂肪体重 ･･････････････ 78
自律神経機能検査 ･･････････ 32
自律神経障害 ･････････････ 37
心筋梗塞 ･･････････････････ 48
神経機能検査 ･････････････ 32
神経伝導速度 ･･････････････ 32
身体活動 ･･････････････････ 78
身体活動量 ･･････････････ 65
心電図 ･･････････････････ 32

す
随時血糖値 ･･････････････ 28
膵臓 ･･････････････････････ 8
膵 β 細胞 ･･････････････････ 20
スクリーニング ･････････････ 32
ストレッチング ･････････････ 91

スライディングスケール ……………… 110
スルホニル尿素薬 ………………… 100

せ

生活活動 ……………………… 78, 88
生活習慣 ……………………………… 62
生活習慣病 …………………………… 2
生活パターン ……………………… 129
正常型 ………………………………… 24
成長ホルモン ………………………… 15
摂取エネルギー量 …………………… 65
セルフケア ……………………… 5, 135

そ

増殖前網膜症 ………………………… 50
増殖網膜症 …………………………… 50
速効型インスリン ………………… 108
速効型インスリン分泌促進薬 …… 101

た

大血管合併症 ……………… 3, 36, 48
代謝系 ………………………………… 2
代謝疾患 ……………………………… 2
代謝症候群 …………………………… 22
体重減少 ……………………………… 22
耐糖能異常 …………………………… 24
多飲 …………………………………… 22
多職種協働 ………………………… 135
脱水 …………………………………… 41
多尿 …………………………………… 22
多発神経障害 ………………………… 49
単純網膜症 …………………………… 50
単神経障害 …………………………… 49
炭水化物 ……………………… 7, 66, 72
タンパク質 ………………………… 66, 74

ち

チアゾリジン薬 ……………………… 99
地域包括ケアシステム …………… 143
チーム医療 …………………………… 5
中間型インスリン ………………… 108
注射薬 ……………………………… 114
中枢神経刺激症状 …………………… 44
超速効型インスリン ……………… 108

て

低HDLコレステロール血症 ………… 76
低血糖 ……………… 3, 43, 44, 46, 47

と

糖産生 ………………………………… 12

糖質 …………………………… 6, 67
糖代謝 ……………………………… 2, 6
糖毒性 ………………………………… 20
糖尿病足病変 …………………… 37, 54
糖尿病型 ……………………………… 24
糖尿病合併妊娠 ……………………… 21
糖尿病関連疾患 ……………………… 36
糖尿病教室 ………………………… 139
糖尿病ケトアシドーシス …………… 41
糖尿病神経障害 ………………… 37, 49
糖尿病腎症 ……………………… 37, 51
糖尿病腎症（の食事療法） ………… 74
糖尿病チーム ……………………… 137
糖尿病チームメンバー ……… 136, 140
糖尿病治療薬 ………………………… 94
糖尿病の病型 ………………………… 5
糖尿病網膜症 ………… 22, 32, 37, 50
動脈硬化 ……………………… 32, 52
動脈硬化性疾患 ……………………… 36
糖類 …………………………………… 67
特発性1型糖尿病 …………………… 19

な

内因性インスリン ………………… 107

に

乳酸アシドーシス …………………… 42
尿検査 ………………………………… 27
妊娠糖尿病 ……………………… 18, 21
認知症 ………………………………… 37

の

脳血管障害 …………………………… 37
脳梗塞 ………………………………… 48

は

バイアル製剤 ……………………… 110
配合薬 ……………………………… 106
配合溶解インスリン ……………… 108
発達段階 …………………………127, 142

ひ

非運動性熱産生 ……………………… 78
ビグアナイド薬 ………………… 42, 98
ビタミン ……………………………… 66
肥満（の食事療法） ………………… 76
病型 …………………………………… 5
標準体重 ……………………………… 65

ふ

副腎髄質 ……………………………… 15

副腎皮質 ……………………………… 15
フットケア ……………………… 54, 93
ブドウ糖 ………………… 6, 8, 45, 79
フルクトース ………………………… 6
フレイル ……………………………… 80
プレフィルド・キット製剤 ……… 110

へ

閉塞性動脈硬化症 …………………… 53
ヘモグロビンA1c ………… 22, 30, 60

ほ

補食 …………………………………… 46

ま

末梢動脈性疾患 ……………………… 37
慢性合併症 ……………………… 3, 36, 48
慢性高血糖状態 ……………………… 2

み

ミネラル ……………………………… 66

め

面接 ………………………………… 130

も

網膜 …………………………………… 50
問診 …………………………………… 38

や

薬剤師 ……………………………… 136
薬物療法 …………………… 43, 58, 94

ゆ

有酸素運動 …………………………… 85
遊離脂肪酸 …………………………… 79

よ

ヨード造影剤 ………………………… 42

ら

ライフイベント …………………… 142
ランゲルハンス島 …………………… 8

り

理学療法士 ………………………… 136
臨床検査技師 ……………………… 136
臨床心理士 ………………………… 136

れ

レジスタンス運動 …………………… 85

欧文・数字

α-グルコシダーゼ阻害薬 ·········· 104
C-ペプチド ····························· 29
DPP-4阻害薬 ······················· 102
FFA（free fatty acid）·········· 79
GDM（gestational diabetes mellitus）21
GLP-1受容体作動薬············· 114, 119

HbA1c ························· 22, 30, 60
IFG（impaired fasting glucose）······· 24
IGT（impaired glucose tolerance）·· 24
LBM（lean body mass）········· 78
NEAT（non-exercise activity thermogenesis）···················· 78
OGTT（oral glucose tolerance test）· 24
RPE（rating of perceived exertion）·· 86

SGLT2阻害薬 ······················· 105
SMBG（self monitoring of blood glucose）························· 120
SU薬 ································· 100
1,5-アンヒドログルシトール ········· 31
1型糖尿病 ······················· 18, 19
2型糖尿病 ······················ 18, 20, 62
75g経口ブドウ糖負荷試験（75gOGTT）··· 24, 28

糖尿病治療薬

本書に登場する薬剤（経口血糖降下薬、インスリン製剤、GLP-1受容体作動薬）をまとめました。赤字は一般名、黒字は商品名です。
※薬剤の情報は2019年9月現在。

ア行

アカルボース ··························· 104
アクトス®錠 ···························· 99
アクトス®OD錠 ························ 99
アナグリプチン ····················· 103, 106
アピドラ®注カート ···················· 112
アピドラ®注ソロスター® ··········· 109, 111
アピドラ®注100単位/mL ············ 113
アプルウェイ®錠 ····················· 105
アマリール®錠 ······················· 100
アマリール®OD錠 ···················· 100
アログリプチン安息香酸塩 ········· 103, 106
イタンゴ® ··························· 113
イニシンク®配合錠 ··················· 106
イプラグリフロジン L-プロリン ······· 105, 106
インスリングラルギンBS注カート「リリー」········· 112
インスリングラルギンBS注ミリオペン®「リリー」··· 109, 111
エキセナチド ························· 114
エクア®錠 ··························· 103
エクメット®配合錠LD ················ 106
エクメット®配合錠HD ················ 106
エンパグリフロジン ················· 105, 106
オイグルコン®錠 ····················· 100
オマリグリプチン ····················· 103
オングリザ®錠 ······················· 103

カ行

カナグリフロジン水和物 ············· 105, 106
カナグル®錠 ························· 105
カナリア®配合錠 ····················· 106
グラクティブ®錠 ····················· 103
グリクラジド ························· 100
グリコラン®錠 ······················· 98
グリベンクラミド ····················· 100
グリミクロン®錠 ····················· 100
グリミクロン®HA錠 ··················· 100
グリメピリド ······················· 100, 106
グルコバイ®錠 ······················· 104

グルコバイ®OD錠 ···················· 104
グルファスト®錠 ····················· 101
グルベス®配合錠 ····················· 106

サ行

サキサグリプチン水和物 ·············· 103
ザファテック®錠 ····················· 103
持続性エキセナチド ··················· 114
シタグリプチンリン酸水和物 ········· 103, 106
ジベトス®錠 ························· 98
ジベトンS腸溶錠 ····················· 98
ジャディアンス®錠 ··················· 105
ジャヌビア®錠 ······················· 103
シュアポスト®錠 ····················· 101
スイニー®錠 ························· 103
スーグラ®錠 ························· 105
スージャヌ®配合錠 ··················· 106
スターシス®錠 ······················· 101
セイブル®錠 ························· 104
セイブル®OD錠 ····················· 104
ソニアス®配合錠LD ··················· 106
ソニアス®配合錠HD ··················· 106

タ行

ダオニール®錠 ······················· 100
ダパグリフロジンプロピレングリコール水和物 ··· 105
テネリア®錠 ························· 103
テネリグリプチン臭化水素酸塩水和物 ··· 103, 106
デベルザ®錠 ························· 105
デュラグルチド ····················· 114
トホグリフロジン水和物 ·············· 105
トラゼンタ®錠 ······················· 103
トラディアンス®配合錠AP ············· 106
トラディアンス®配合錠BP ············· 106
トルリシティ®皮下注0.75mgアテオス® ··· 114
トレシーバ®注フレックスタッチ® ··· 109, 111
トレシーバ®注ペンフィル ············· 112
トレラグリプチンコハク酸塩 ·········· 103

ナ行

ナテグリニド ··· 101
ネシーナ®錠 ·· 103
ノボペン®4 ·· 113
ノボペンエコー® ······································ 113
ノボラピッド®注イノレット® ················· 109, 111
ノボラピッド®注フレックスタッチ® ········· 109, 111
ノボラピッド®注フレックスペン® ············ 109, 111
ノボラピッド®30ミックス注フレックスペン® ··· 109, 111
ノボラピッド®50ミックス注フレックスペン® ··· 109, 111
ノボラピッド®70ミックス注フレックスペン® ··· 109, 112
ノボラピッド®注ペンフィル® ····················· 112
ノボラピッド®30ミックス注ペンフィル® ········· 112
ノボラピッド®注100単位/mL ······················ 113
ノボリン®N注フレックスペン® ················ 109, 111
ノボリン®R注フレックスペン® ················ 109, 111
ノボリン®30R注フレックスペン® ·············· 109, 112
ノボリン®30R注イノレット® ··················· 109, 112
ノボリン®R注100単位/mL ·························· 113

ハ行

バイエッタ®皮下注5μgペン300 ················· 114
ピオグリタゾン塩酸塩 ························· 99, 106
ビクトーザ®皮下注18mg ·························· 114
ビデュリオン®皮下注用2mgペン ·················· 114
ヒューマペン®サビオ® ····························· 113
ヒューマペン®ラグジュラ ························· 113
ヒューマペン®ラグジュラHD ······················ 113
ヒューマリン®N注カート ·························· 112
ヒューマリン®R注カート ·························· 112
ヒューマリン®N注ミリオペン® ················ 109, 111
ヒューマリン®R注ミリオペン® ················ 109, 111
ヒューマリン®3/7注ミリオペン® ·············· 109, 112
ヒューマリン®N注100単位/mL ···················· 113
ヒューマリン®R注100単位/mL ···················· 113
ヒューマリン®3/7注100単位/mL ·················· 113
ヒューマログ®注ミリオペン® ················· 109, 111
ヒューマログ®ミックス25注ミリオペン® ······· 109, 111
ヒューマログ®ミックス50注ミリオペン® ······· 109, 111
ヒューマログ®注カート ···························· 112
ヒューマログ®ミックス25注カート ················ 112

ヒューマログ®ミックス50注カート ················ 113
ヒューマログ®3/7注カート ························ 113
ヒューマログ®注100単位/mL ······················ 113
ビルダグリプチン ···························· 103, 106
ファスティック®錠 ································· 101
フォシーガ®錠 ····································· 105
ブホルミン塩酸塩 ··································· 98
ベイスン®錠 ·· 104
ベイスン®OD錠 ····································· 104
ボグリボース ································· 104, 106

マ行

マリゼブ®錠 ·· 103
ミグリトール ······································· 104
ミチグリニドカルシウム水和物 ············· 101, 106
メタクト®配合錠LD ································· 106
メタクト®配合錠HD ································· 106
メトアナ®配合錠LD ································· 106
メトアナ®配合錠HD ································· 106
メトグルコ®錠 ······································ 98
メトホルミン塩酸塩 ···························· 98, 106

ラ行

ライゾデク®配合注フレックスタッチ® ········· 109, 112
ランタス®注ソロスター® ····················· 109, 111
ランタス®XR注ソロスター® ··················· 109, 111
ランタス®注カート ································· 112
ランタス®注100単位/mL ···························· 113
リオベル®配合錠LD ································· 106
リオベル®配合錠HD ································· 106
リキシセナチド ···································· 114
リキスミア®皮下注300μg ·························· 114
リナグリプチン ······························ 103, 106
リラグルチド ······································· 114
ルセオグリフロジン水和物 ························ 105
ルセフィ®錠 ·· 105
レパグリニド ······································· 101
レベミル®注イノレット® ····················· 109, 111
レベミル®注フレックスペン® ················· 109, 111
レベミル®注ペンフィル® ·························· 112

まるごと図解
糖尿病看護＆血糖コントロール

2019年11月4日　第1版第1刷発行	編　著　土方　ふじ子
	発行者　有賀　洋文
	発行所　株式会社　照林社
	〒112－0002
	東京都文京区小石川2丁目3－23
	電話　03－3815－4921（編集）
	03－5689－7377（営業）
	http://www.shorinsha.co.jp/
	印刷所　共同印刷株式会社

●本書に掲載された著作物（記事・写真・イラスト等）の翻訳・複写・転載・データベースへの取り込み、および送信に関する許諾権は、照林社が保有します。

●本書の無断複写は、著作権法上での例外を除き禁じられています。本書を複写される場合は、事前に許諾を受けてください。また、本書をスキャンしてPDF化するなどの電子化は、私的使用に限り著作権法上認められていますが、代行業者等の第三者による電子データ化および書籍化は、いかなる場合も認められていません。

●万一、落丁・乱丁などの不良品がございましたら、「制作部」あてにお送りください。送料小社負担にて良品とお取り替えいたします（制作部　☎ 0120－87－1174）。

検印省略（定価はカバーに表示してあります）
ISBN978-4-7965-2472-8
©Fujiko Hijikata/2019/Printed in Japan